Praktische Anleitung zur Syphilisdiagnose

auf biologischem Wege.

(Spirochaeten-Nachweis, Wassermannsche Reaktion.)

Von

Dr. P. Mulzer,

I. Assistenzarzt der Universitätsklinik für Haut- und Geschlechtskrankheiten
zu Straßburg i. E.

Zweite Auflage.

Mit 20 Abbildungen und 4 Tafeln.

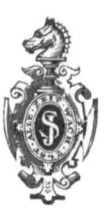

Berlin.
Verlag von Julius Springer.
1912.

ISBN 978-3-642-98360-3   ISBN 978-3-642-99172-1 (eBook)
DOI 10.1007/ 978-3-642-99172-1
Softcover reprint of the hardcover 2nd edition 1912

Meinem hochverehrten Lehrer

Herrn Geheimrat P. Uhlenhuth

zugeeignet.

Vorwort zur ersten Auflage.

Vorliegende Zusammenstellung soll nach Art eines Leitfadens den Praktiker mit den wichtigsten Errungenschaften der modernen Syphilisforschung, dem **Nachweis der Spirochaete pallida** und der **Wassermann-Neißer-Bruckschen Reaktion**, bekanntmachen und in den Stand setzen, sich ihrer in der Praxis richtig zu bedienen. Diesem Zwecke entsprechend wurde auch nur auf das eingegangen, was fast allgemein als praktisch verwertbar anerkannt und genügend erprobt worden ist. Strittiges und Unklares wurde möglichst beiseite gelassen oder nur flüchtig erwähnt, und auch theoretische Fragen und Erklärungen fanden nur so weit Berücksichtigung, als es für das Verständnis unbedingt erforderlich erschien. Dagegen wurde das Hauptgewicht gelegt auf eine genaue Beschreibung der Ausführung dieser Untersuchungen und der dazu nötigen Apparate und Reagentien, die man beherrschen und kennen muß, um mit Verständnis und Sicherheit und damit auch mit dem rechten Erfolg arbeiten zu können.

Nach dem heutigen Stande der Wissenschaft liegt der **Schwerpunkt der praktischen Verwertbarkeit beider biologischen Untersuchungsmethoden in ihrer Verwendung zur Diagnose bzw. Differentialdiagnose der Syphilis**. Daß hier der Spirochaetennachweis oder die Wassermannsche Seroreaktion in der Tat gute Dienste leisten können, soll in besonderen Kapiteln besprochen werden.

Vorwort.

Das Buch macht keineswegs Anspruch auf Vollständigkeit, da es ja kein Sammelreferat über die ganze einschlägige Literatur sein soll, sondern nur die wichtigsten und bekanntesten Arbeiten enthalten kann.

Meinem hochverehrten Lehrer und früheren Chef, Herrn Geheimrat Prof. Dr. E. Lesser, möchte ich auch an dieser Stelle für das große Interesse, das er meinem Beginnen geschenkt hat, und für die wertvolle Unterstützung, die er mir bei der Abfassung dieses Buches zuteil werden ließ, meinen verbindlichsten Dank aussprechen. Auch Herrn Regierungsrat Prof. Dr. Neufeld sowie Herrn Stabsarzt Dr. Händel und Herrn Dr. v. Ignatowsky bin ich zu Dank verpflichtet.

Die Klischees zu den Abbildungen im Text wurden mir in freundlicher Weise von den Firmen Leitz, Reichert, Zeiß und Lautenschläger überlassen. Fig. 13—16 und Fig. 18 sind der „Technik und Methodik des biolog. Eiweißdifferenzierungsverfahrens usw." von Uhlenhuth und Weidanz (Handbuch Kraus-Levaditi 1909) mit gütiger Erlaubnis der Autoren entnommen. Fig. 1 der Tafel II entstammt dem Hoffmannschen „Atlas der ätiologischen und experimentellen Syphilisforschung", Fig. 2 derselben Tafel einer Arbeit von Uhlenhuth und mir (Experimentelle Kaninchensyphilis, Arb. a. d. Kais. Ges.-A., Bd. 33, H. 1, 1909). Die anderen Tafeln sind nach Originalphotographien von Herrn Bergmann (Firma Leitz) angefertigt worden.

Berlin, im Januar 1910.

Paul Mulzer.

Vorwort zur zweiten Auflage.

In verhältnismäßig kurzer Zeit ist eine Neuauflage meiner „Praktischen Anleitung zur Syphilisdiagnose" notwendig geworden. Der Grundsatz, der mich bei der ersten Abfassung dieses Buches leitete, daß nur das, was möglichst allgemein als praktisch verwertbar anerkannt und genügend erprobt worden ist, aufgenommen werden sollte, war mir auch maßgebend für die vorliegende zweite Auflage. Infolgedessen enthält diese nur wenig Neues. Durch stellenweisen Kleindruck habe ich eine bessere Übersichtlichkeit des gesamten Stoffes zu ermöglichen gesucht.

An dieser Stelle möchte ich nicht verfehlen, dem Kaiserlichen Gesundheitsamt, in dem ich den größten Teil meiner diesbezüglichen Erfahrungen sammeln und erweitern konnte, meinen Dank auszusprechen. Auch der Verlagsbuchhandlung Julius Springer fühle ich mich durch die gute Ausstattung meines Buches und durch ihr jederzeitiges liebenswürdiges Entgegenkommen zu Dank verpflichtet.

Straßburg i. E., im Oktober 1911.

Paul Mulzer.

Inhaltsverzeichnis.

I. Die Spirochaete pallida.

Vorkommen der Spir. pall. in den verschiedenen Krankheitsformen der Syphilis 1
A. Entnahme des zu untersuchenden Materials 5
B. Färbung und Morphologie der Spirochaete pallida im Trockenpräparat und in Gewebsschnitten 8
C. Nachweis, Darstellung und Morphologie der lebenden Spirochaete pallida im frischen Präparat bei gewöhnlicher mikroskopischer Beleuchtung und im Dunkelfeld 17
D. Diagnostische Bedeutung der Spirochaete pallida 32

II. Die Serodiagnose der Syphilis (Wassermannsche Reaktion).

Einführung in die Serologie 33
Wesen der Wassermann-Neißer-Bruckschen Reaktion 37
Technik der Wassermannschen Reaktion im allgemeinen . 39
Herstellung der Reagentien 40
A. Extrakt und Extraktbereitung 40
   a) Wäßrige Extrakte 40
   b) Alkoholische Extrakte 42
   c) Künstliche, chemische Antigene 48
   Allgemeine Eigenschaften eines brauchbaren Extraktes . 49
B. Die Beschaffung des Patientenserums 51
C. Die Komplementgewinnung 53
D. Das Hämolysin oder der hämolytische Ambozeptor 55
   Probeblutentnahme 57
   Definitive Blutentnahme 59
E. Gewinnung und Konservierung der roten Blutkörperchen des Schafes 60
Titerbestimmung der Reagentien 62
   1. Einstellung des Ambozeptorserums (des Hämolysins) . . . 62
   2. Einstellung des Komplementserums 66
   3. Titration der Luetikersera 67
   4. Prüfung des Extraktes (Antigen) 67
Ausführung des eigentlichen Versuchs 68
   I. Übersicht aller zu einem Versuch nötigen Apparate und Reagenzien 68

Inhaltsverzeichnis.

Seite
II. Technik der ursprünglichen Wassermannschen Reaktion 71
Modifikationen der Wassermannschen Reaktion 79
  I. Die Ausführung der Wassermannschen Reaktion nach R. Müller 80
  II. Die Weidanzsche Modifikation der Wassermannschen Reaktion 81
  III. Die Bauersche Modifikation 85
  IV. Die Sternsche Modifikation 87
  V. Vereinfachung der Komplementbindungsreaktion nach Hecht 88
  IV. Ein vereinfachtes Verfahren der Serumdiagnose nach Tschernogubow 89
  VII. Modifikation und Technik nach Noguchi 90
Wert und praktische Bedeutung der Wassermannschen Reaktion 94

Anhang.

  I. Die Fornet-Schereschewskische Reaktion 108
  II. Die Porges-Meiersche Reaktion (und deren Modifikation von Elias, Neubauer, Porges und Salomon) . . . 109
  III. Die Klausnersche Wasserreaktion 111
  IV. Die Schürmannsche Farbenreaktion auf Lues 111
  V. Immunitätsreaktion bei Syphilis nach Wolff-Eisner . . . 112
Literatur 113

I. Die Spirochaete pallida.

In drei kurz aufeinander folgenden Publikationen, deren erste im 2. Heft des XXII. Bandes der Arbeiten aus dem Kaiserlichen Gesundheitsamte im April 1905 erschien, teilten F. Schaudinn und E. Hoffmann mit, daß sie bei der Untersuchung syphilitischer Krankheitsprodukte sowohl im lebenden Objekt wie im gefärbten Präparat Organismen gefunden hätten, die zur Gattung der *Spirochaete* gestellt werden müßten.

Bei vergleichendem Studium konnte Schaudinn deutlich zwei Formenreihen unterscheiden · die eine, im frischen, lebenden Objekt etwas stärker lichtbrechend, von derberer Gestalt und in weite flache und unregelmäßige Windungen ausgezogen, ließ sich im Deckglas-Trockenpräparat leicht mit den bekannten Färbemethoden für Bakterien in satter Färbung darstellen. Die andere erschien im Leben äußerst zart und schwach lichtbrechend mit steilen, engen und regelmäßigen Windungen versehen. Eine gute, jedoch blasse färberische Darstellung gelang nur durch eine sehr kräftige Modifikation der Giemsaschen Azur-Eosinlösung. Schaudinn nannte jenes Gebilde *Spirochaeta refringens*, dieses (wegen der schwachen Färbbarkeit) *Spirochaeta pallida*. Die Spirochaete pallida hatten beide Autoren zunächst in 8 Fällen von frischer Lues (Papeln und Primäraffekten der Genitalien und in 2 Drüsensaftausstrichen) regelmäßig nachweisen können, während in Ausstrichen nicht syphilitischen Materials (Gonorrhöe, Ulcus molle, spitze Kondylome) nur Spirochaeten von dunkel färbbarem Typus aufgefunden wurden.

Als besonders wichtig erschien der Umstand, daß die Anwesenheit der zarten Spirochaete nicht nur im Oberflächensekrete offener Sklerosen und nässender Papeln festgestellt werden konnte, sondern auch in der Tiefe völlig geschlossener Primäraffekte und im Punktionssafte typischer Drüsen und später auch in dem durch Punktion der Milz gewonnenen Blute. Hieraus schlossen beide Forscher, daß die bisher unbekannte Spirochaete pallida in irgendeiner Beziehung zur Ätiologie der Syphilis stehen müsse. Diese allgemeines Aufsehen erregenden Befunde wurden in kürzester Zeit von verschiedenen Seiten nachgeprüft. Zahlreiche Autoren wie Fränkel, Herxheimer und Hübner, Metschnikoff und Roux, Wechselmann und Löwenthal, Rille und Vockerodt, Kraus und Prantschoff, Spitzer, Mulzer, Reckzeh, Risso e Cipollina, Grouven und Fabry, Wolters, Sobernheim und Tomasczewski, Flügel, Lipschütz, Scholtz, Roscher, Petzold u. a. bestätigen vollkommen die Angaben von Schaudinn und Hoffmann. Gleichzeitig aber ergaben die Untersuchungen und Beobachtungen dieser und vieler anderer Forscher neue Resultate, durch welche die Befunde Schaudinns und Hoffmanns bedeutend erweitert wurden. So konnte Paschen die Spirochaete pallida in einem Primäraffekt der Portio uteri nachweisen. Metschnikoff und Roux fanden sie in Hautpapeln, die fern von den Genitalien lokalisiert waren. Im strömenden Blute wiesen sie Reckzeh, Raubitschek, Wolters, Noeggerath und Staehelin und später Robshoven nach. In einem ulzerierten Frühsyphilid und in einer Tonsillarpapel fanden Ehrmann und Reckzeh typische Spirochaetae pallidae, Hoffmann, Simonelli und andere konnten sie in extragenitalen Primäraffekten, in pustulösen Syphiliden und in einer Zungenpapel einwandsfrei nachweisen. Bandi, Simonelli und Zabolotny fanden die Spirochaete pallida in frischen Roseolaflecken, Lewandowski in einer metastatisch erkrankten Kubitaldrüse, Siebert in einer Rupiaeffloreszenz, und Hirschberg, Dryer und Toepel vermochten diese Mikroorganismen sogar im Urinsediment eines an Nephritis erkrankten Syphilitikers darzustellen. Reuter und Schmorl fanden die Pallida bei Döhlescher Aortitis und der Wegnerschen Osteochondritis, Pasini in den Zahnkeimen der Incisivi beim hereditär-syphilitischen Fötus und in einem Haar, das im Bereich eines atrophischen Fleckes, dem Residuum einer Roseola gewachsen war. Straßmann ist es sogar nach einer Mitteilung auf der 35. Wanderversammlung südwestdeutscher Neurologen und Irrenärzte (am 28. und 29. Mai 1910) in Baden-Baden gelungen, im Zentralnervensystem eines Erwachsenen mit erworbener Syphilis Spirochaeten nachzuweisen.

Aber nicht nur bei akquirierter frischer Syphilis gelang fast in jedem Stadium der Nachweis dieser Spirochaete, auch bei hereditärer Lues hatten diesbezügliche Untersuchungen fast ausnahmslos den gleichen Erfolg. Zum ersten Male fanden Buschke und Fischer bei einem Falle von kongenitaler Syphilis in der Leber, der Milz und im Blute Spirochaeten vom Typus der Pallida. Die weiteren Untersuchungen von Babes und Pannea, Broenum und Ellermann, Doutrelepont, Leiner, Paschen, Mohn, Reishauer, Simonelli, Hoffmann und vielen anderen Forschern zeigten, daß sich die Spirochaete pallida in fast allen Organen kongenital luetischer Föten und Kinder und in den Plazenten Neugeborener mehr oder weniger zahlreich nachweisen läßt. Hübschmann fand in der Decidua nur in einem Fall Spirochaeten. Mohn sah später in den Zotten Spirochaeten, Bab hatte in Plazenten zweifelhafte Befunde, während Graefenberg und Trinchese ein häufiges Vorkommen der Spirochaeten in der Mitte der Zotten wahrnehmen konnten. Pauli dagegen erklärt das Vorkommen von Spirochaeten im Plazentargewebe für eine große Seltenheit. In den Krankheitsformen der tertiären Syphilis dagegen gelang es nur äußerst selten, die Spirochaete pallida nachzuweisen. Hoffmann und Feldmann, Blaschko und Doutrelepont jedoch konnten auch hier ihre Anwesenheit in einwandfreier Weise feststellen, wenn auch nur in vereinzelten Exemplaren.

Von großer Bedeutung für die ätiologische Rolle, welche die Spirochaete pallida bei der Syphilis spielt, war ferner der Umstand, daß sie auch regelmäßig nachgewiesen werden konnte in Krankheitsformen, die experimentell mit Syphilis geimpfte Tiere zeigten, und die in ihrem klinischen Bilde sehr der menschlichen Syphilis glichen. So fanden Metschnikoff und Roux, Herxheimer, Flügel, Kraus, Hoffmann und andere dieselbe in den Primärläsionen bei der experimentellen Affensyphilis. Ähnliche Ergebnisse erzielte auch die jüngste tierexperimentelle Forschung insbesondere bei der erfolgreichen Übertragung der menschlichen Syphilis auf Kaninchen (Bertarelli, Parodi, Grouven, Uhlenhuth und Mulzer, Truffi, Mencincescu u. a.).

Zahlreiche Kontrolluntersuchungen nicht luetischer Krankheitsprodukte ergaben mit absoluter Sicherheit, daß die Spirochaete pallida sich nur in syphilitischem Gewebe, nicht aber bei anderen Erkrankungen oder auch bei gesunden Individuen finde. Wohl wurden von Cube und Kiolemeneglou, Mulzer, Scholtz und anderen bei Balanitis, bei jauchigem Karzinom, im Safte spitzer Kondylome und vor allem in der gesunden Mundhöhle äußerst feine und manchmal der Pallida recht ähnliche Spirochaeten gefunden, aber bei näherer Betrachtung und insbesondere bei gleichzeitigem Vergleich dieser mit der echten Pallida zeigte sich mit Bestimmtheit, daß diese Formen nicht mit der Spirochaete pallida identisch sein könnten.

Die von Thesing und Saling und ihren Anhängern erhobenen Einwände, daß die Spirochaete pallida im Farbstoff vorkommen könne, oder daß es sich bei diesen Befunden um künstliche, bei der Färbung entstandene Produkte handle, waren bald vollkommen widerlegt worden.

Es würde zu weit führen, wollte ich alle die Arbeiten und Publikationen erwähnen, die bis jetzt auf diesem Gebiete der Forschung erschienen sind. Es mag genügen, zu wissen, daß sie alle im wesentlichen Nachprüfungen und Bestätigungen jener grundlegenden Ergebnisse enthalten. Nach diesen Beobachtungen und Mitteilungen so zahlreicher Forscher besteht demnach wohl die größte Wahrscheinlichkeit, daß die Spirochaete pallida wirklich der Erreger der Syphilis ist. Allerdings sind gewisse Forderungen, die ganz allgemein vom bakteriologischen und serologischen Standpunkte aus an ein Bakterium oder an ein Protozoon gestellt werden, um diese Mikroorganismen als Erreger einer Krankheit zu kennzeichnen, bei der Spirochaete pallida auch jetzt noch nicht in ausreichendem Maße erfüllt. Aber abgesehen davon, ist heutzutage wohl das eine unbestritten und unanfechtbar, nämlich, daß bei Krankheitserscheinungen, in denen die Spirochaete pallida mit Sicherheit nachgewiesen wird, eine syphilitische Erkrankung unbedingt vorliegen muß. Wir wissen schon aus früheren Beobachtungen einiger Autoren (Hoffmann, Roscher, Kowalewski, Mulzer u. a.), daß typische syphilitische Allgemeinerkrankungen regelmäßig da folgten, wo man in einer initialgeschwürverdächtigen Krankheitsform die Spirochaete pallida fand, oder daß in solchen Fällen eine spezifische Kur prompte Heilerfolge zeitigte. Damit aber ist der große diagnostische Wert der Spirochaete pallida bzw. der Nachweis derselben in fraglichen Krankheitsprodukten für den Praktiker gegeben. Um diesen Nachweis nun in einwandsfreier Weise führen zu können, muß man einerseits die Bedingungen genau kennen, unter denen sich die Spirochaete pallida am leichtesten auffinden und darstellen läßt, andererseits die Formverhältnisse dieser Spirochaete so weit beherrschen, daß man sie im gefärbten und im lebenden Zustande mit Sicherheit von anderen Spirochaetenarten unterscheiden kann.

A. Entnahme des zu untersuchenden Materials.

Eine recht sorgfältige Entnahme des zu untersuchenden Materials ist die Vorbedingung für die Regelmäßigkeit der Befunde. Der Nachweis und die Auffindung der Spirochaete pallida gelingt naturgemäß am leichtesten in noch gar nicht oder wenigstens nicht spezifisch behandelten syphilitischen Krankheitsprodukten. Sind aber dennoch die zu untersuchenden Stellen bereits, z. B. mit Kalomelpulver oder Quecksilbersalbe behandelt, so befreit man sie möglichst von diesen Mitteln durch Abwaschen oder Abtupfen mit physiologischer Kochsalzlösung und verbindet sie dann, ehe man untersucht, für etwa 24 Stunden entweder trocken oder mit in Kochsalzlösung in getauchter Gaze [1])

Die Entnahme des Materials kann nach einer der folgenden Methoden ausgeführt werden:

1. Die Saugmethode. Auf die vorsichtig (um Blutungen zu vermeiden), am besten mit physiologischer Kochsalzlösung, gereinigte Stelle wird ein kleiner Klappscher Sauger aufgesetzt und langsam ohne starken Zug (Aufsetzen des Daumens auf den Gummiballon, um dadurch die Saugkraft regulieren zu können) mehrere Minuten gesaugt (Hoffmann). Die bald in kleinen hellen Tropfen an die Oberfläche der zu untersuchenden Stelle tretende klare seröse Flüssigkeit enthält in der Regel die meisten Spirochaeten. Sie wird entweder auf dem Objektträger

---

[1]) Man vermeide aber, einen sog. feuchten Verband mit abschließendem Billroth-Batist oder Guttaperchapapier anzulegen, weil unter diesem Verbande dann wie in einer feuchten Kammer die doch stets vorhandenen saprophytischen Bakterien sich so rasch vermehren, daß sie die Auffindung der zarten Spirochaeten sehr erschweren bzw. unmöglich machen können.

mit einer Platinnadel ausgestrichen oder direkt durch Andrücken derselben oder eines Deckgläschens auf diesem fixiert. Mit großen Vorteil bedienen wir uns heute für diese Entnahme eines von Schuberg und Mulzer modifizierten Saugers. (Fig. 1.) Es ist dies ein gewöhnlicher Klappscher Sauger, an dessen unterem, der Haut aufsitzenden Rande aber eine kleine schräg nach hinten zulaufende spitzausgezogene Ausbuchtung angebracht ist, in der sich das klare Saugserum sammelt und von dem eventuell bei längerem oder zu starkem Saugen später nachfließenden Blute deutlich geschieden ist. Mit einer ausgeglühten

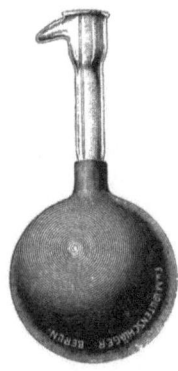

Fig. 1.

Platinöse entnimmt man dann die hier angesammelte Flüssigkeit und untersucht sie. Diese Methode der Entnahme gibt, wenn man eine Blutung sorgfältig vermeidet und nur klares Serum gewinnt, auch insofern die besten Resultate, als im Präparat nur sehr wenig zellige Elemente enthalten sind und dadurch beim Färben störende Niederschläge vermieden werden (vgl. Tat. I, Fig. 1).

2. Die erkrankte Partie wird (nach Blaschko) mittels einer Kornzange oder einer Arterienklemme vorsichtig von den Seiten her zusammengedrückt; das ausgepreßte klare Serum enthält meist reichlich Spirochaeten.

3. Die Reizserummethode. Durch intensives Reiben mit einer Platinöse oder besser mit einem Platinspatel wird von der vorher mit Kochsalzlösung gereinigten Oberfläche syphilitischer Manifestationen ein ziemlich klares, möglichst wenig Blut enthaltendes Serum gewonnen und frisch oder im Ausstrich fixiert untersucht (Hoffmann, Mulzer). Auch die so gewonnenen Präparate geben recht gute Resultate und ein durch nur wenig zellige Bestandteile getrübtes Bild. Mit dieser Methode gelingt es ebenfalls leicht, Spirochaeten aufzufinden.

Die eben beschriebenen drei Methoden haben die früher gebräuchliche Abklatschmethode ganz verdrängt. Sie eignen sich in erster Linie zur Untersuchung suspekter Geschwüre und Erosionen der Haut (Primäraffekte) und nässender Papeln. Sind die Effloreszenzen aber älter und trockner oder ganz frisch und noch geschlossen, so wendet man ebenso wie bei trocknen

Papeln, Roseolen oder krustösen und papulösen Exanthemen an:

4. Die Geschabemethode. Mittels eines kleinen scharfen Löffels oder mit dem Platinspatel schabt oder kratzt man diese Stellen ab und streicht die abgeschabte oft ziemlich blutige Masse möglichst dünn aus. In diesem „Geschabe" werden meist sehr reichlich Spirochaeten gefunden. (Taf. I, Fig. 2.) Allerdings enthalten diese Präparate oft zahlreiche Beimengungen roter Blutkörperchen, Leukozyten und andere zellige Bestandteile; ein Umstand, der sich besonders bei der Färbung störend bemerkbar macht.

5. Die Quetschmethode liefert bei exzidierten Stückchen von Papeln und Primäraffekten oder eventuell auch bei Roseola flecken häufig auch dann noch ein positives Ergebnis, wenn andere Methoden versagen (Hoffmann, Beer). Man quetscht entweder das Stückchen zwischen einer Pinzette zusammen und untersucht den so gewonnenen Gewebssaft, oder man zerreibt das zu untersuchende Material im Porzellanmörser und streicht von der zerriebenen Masse in möglichst dünner Schicht auf Objektträger aus. Mittels dieser Methode soll es übrigens gelingen, auch sogar in Ausstrichen bereits jahrelang in Formalin aufbewahrter, sicher syphilitischer Präparate noch die Spirochaete pallida nachzuweisen (Hoffmann, Zabel, Beer).

6. Die Drüsenpunktion, welche eventuell in den Fällen in Frage kommen kann, wo lediglich typische Drüsenschwellungen ohne weitere manifeste Erscheinungen den Verdacht einer bestehenden Lues erwecken Die zu punktierende Drüse wird nach gründlicher Hautdesinfektion zwischen zwei Fingern der linken Hand fixiert, die Kanüle einer Pravazspritze (besser Rekordspritze) eingestochen; nach einigem Kneten der Drüse zwischen den Fingern aspiriert man langsam (Hoffmann). Der gewonnene Drüsensaft wird untersucht, liefert aber meist ein negatives Resultat, so daß diese Methode diagnostisch wohl nur selten verwertet werden kann.

7. Die Methode von Noeggerath und Staehelin, nach welcher es mitunter gelingt (Wolters, Sobernheim und Tomasczewski, Flügel, Richards und Hunds), die Spirochaete pallida im Blute Luetischer nachzuweisen. Sie beruht darauf, Blut in zehnfacher Menge $\frac{1}{3}$ proz. Essigsäure aufzufangen, zu zentri-

fugieren und aus dem Bodensatz Ausstrichpräparate herzustellen und zu untersuchen. Es gelingt jedoch selten, im Blut Spirochaeten nachzuweisen.

B. Färbung und Morphologie der Spirochaete pallida im Trockenpräparat und in Gewebsschnitten.

Schaudinn entdeckte die Spirochaete pallida im frischen Präparat, d. h. im lebenden Zustande. Da aber, wie wir sehen werden, das Auffinden derselben im frischen Präparat mit den damaligen Hilfsmitteln (bei gewöhnlicher mikroskopischer Beleuchtung) nur sehr schwer ist und nur dem geübten Untersucher gelingt, bediente man sich in der ersten Zeit ausschließlich des gefärbten Trockenpräparates. Im Trockenpräparat läßt sich die Spirochaete pallida recht gut färberisch darstellen. Allerdings nur mit bestimmten Farbstoffen und unter Innehaltung einer gewissen Färbetechnik.

Hat man mit einer der im vorhergehenden angeführten Methoden das zu untersuchende Material gewonnen und in möglichst dünner Schicht auf dem gut gereinigten Deckgläschen oder Objektträger ausgestrichen, so läßt man die am besten gleich in größerer Anzahl hergestellten Präparate zunächst vollkommen trocken werden. Eine besondere Fixierung ist nach den neueren Erfahrungen nicht nötig, doch empfiehlt es sich immerhin, eine solche durch 5 Minuten langes Verweilen der Präparate in absolutem Alkohol noch vorzunehmen. Färberisch sehr gute Resultate erzielt man, wenn man mit Osmiumsäure nachfixiert. Man macht das in der Weise, daß man die Objektträger oder die Deckgläser, auf denen man ausstreichen will, sowohl vor wie unmittelbar nach der Beschickung derselben mit dem zu untersuchenden Material 1 Minute den Dämpfen einer 2 proz. Osmiumsäurelösung (am besten in einer verschließbaren Glasschale) aussetzt (Weidenreich).

Folgende Färbemethoden sind von verschiedenen Autoren angegeben worden und liefern fast alle gute, brauchbare Resultate:

1. Die ursprünglich von Schaudinn und Hoffmann benutzte Giemsasche Originalfärbung. Die Zusammensetzung der Farblösung ist folgende:

Färbung im Ausstrich.

Azur II-Eosin	3,0 g
Azur III	0,8 „
Glyzerin (Merck, rein)	250 „
Methylalkohol (Kahlbaum I)	250 „

Das lufttrockene, sehr dünne Ausstrichpräparat wird in absolutem Alkohol 15—20 Minuten fixiert und mit Fließpapier getrocknet.

Sodann wird die Farblösung mit destilliertem Wasser verdünnt (ein Tropfen der Farblösung auf ungefähr 1 ccm Wasser), kräftig umgeschüttelt und die Präparate mit dieser verdünnten Lösung übergossen. Darauf Abwaschen in starkem Wasserstrahl und Abtupfen mit Fließpapier.

Für die Spirochaetenfärbung erwies es sich als vorteilhaft, zu dem Wasser, bevor man es mit dem Farbstoff mischt, etwas Kaliumkarbonat (1—10 Tropfen einer 10 promill. Lösung) hinzuzufügen. Überfärbte Präparate lassen sich in destilliertem Wasser (1—5 Minuten) sehr gut differenzieren.

Die Spirochaete pallida läßt sich nach dieser Methode schon nach 15 Minuten langer Färbung darstellen.

Später benützte man fast ausschließlich nur die von Grübler käufliche, schon zusammengestellte Giemsa - Lösung (neuerdings Giemsa III) in einer Verdünnung von 14 Tropfen auf 10 ccm Wasser, womit die 5 Minuten in Alkohol fixierten Präparate 2 Stunden lang gefärbt wurden. Die Färbung hat dann ihr Optimum erreicht.

Von den Färbemethoden anderer Autoren seien einige im Wortlaute angeführt; sie sind zum Teil wieder gänzlich aufgegeben worden bzw. durch andere Methoden der Spirochaetendarstellung unnötig geworden.

2. Reitmann: Die gut gereinigten Deckgläser werden mit dem Untersuchungsmaterial in möglichst dünner Schicht beschickt und, nachdem sie lufttrocken geworden sind, 10 Minuten in reichlicher Menge absoluten Alkohols fixiert, dann durch Aqua destillata auf 5 Minuten in 2 proz. Phosphorwolframsäurelösung übergeführt. Hierauf wird diese Beize mit Aqua destillata und 70 proz. Alkohol gründlich abgespült, das Präparat wieder in destilliertes Wasser gebracht und dann — nach Abtrocknung der nicht beschickten Fläche — mit der in der bakteriologischen Technik usuellen unverdünnten Karbolfuchsinlösung unter Erwärmen über der Flamme bis zur intensiven Dampfbildung, wobei aber ein Aufwallen der Farblösung möglichst zu vermeiden ist, gefärbt. Das Deckglas wird dann gründlich mit Leitungswasser abgespült, kurz in einer Schale mit 70 proz. Alkohol geschwenkt und wiederum, bis keine deutlichen Farbwolken mehr abgehen,

in Wasser gewaschen, gut getrocknet und dann montiert. Die Spirochaeten erscheinen dann ziemlich intensiv und präzise rot gefärbt.

3. Oppenheim und Sachs: Die möglichst dünn gestrichenen Deckgläschen werden an der Luft getrocknet, dann ohne vorhergehende Fixation mit einer alkoholischen Karbol-Gentianaviolettlösung (5 proz. wässerige Karbolsäurelösung 100 ccm, konzentrierte alkoholische Gentianaviolettlösung 10 ccm) übergossen und über einer Bunsenflamme so lange vorsichtig erwärmt, bis sich deutliche Dampfwolken entwickeln. Die Präparate werden dann sehr vorsichtig mit Wasser abgespült, mit Filtrierpapier getrocknet und mit Kanadabalsam eingeschlossen. Die Spirochaete erscheint sehr deutlich blau gefärbt.

4. Ähnlich Plöger: Man taucht die trockenen Objektträger für eine Minute in eine Gentianaviolettlösung (10 proz. konzentrierte alkoholische Gentianaviolettlösung in $2\frac{1}{4}$ proz. Karbollösung). Dann spült man gut mit Wasser ab. Man sieht dann die Spirochaeten blaßbläulich.

5. Zabolotny: Nach der Fixierung des Präparates wird es mit 5 proz. Karbolsäurelösung gebeizt und sodann $\frac{1}{4}$ Stunde lang mit einem Gemisch von 0,1 % Azur und 0,2 % Eosin unter Erwärmen gefärbt.

6. Herxheimer: Heißgesättigte Gentianaviolettlösung (10 ccm Gentianaviolett in 100 ccm Aq. dest.) läßt man sich innerhalb zweier Stunden abkühlen und filtriert sodann. Das mit dem Material beschickte Deckgläschen oder der Objektträger wird nach Alkoholfixierung mit dem Farbstoff betropft, welcher nach etwa 15 Minuten mit Wasser abgespült wird. Alsdann folgt Abtrocknung mit Fließpapier und Einbettung in Kanadabalsam. Man kann die Färbung auch durch die Wärme abkürzen; allerdings wird dann nur eine geringe Zahl von Spirochaeten tingiert.

7. Dudgeon: Das Deckglas wird mit ein paar Tropfen einer 1 proz. Lösung von Leishmanschen Pulver in absolutem Alkohol bedeckt; dies fixiert und färbt das Präparat in 30 Minuten. Nach dieser Zeit tropft man die doppelte Menge von destilliertem Wasser auf die Leishmansche Lösung und läßt diese 5 Minuten weiter färben. Die Lösung wird eine Minute lang mit destilliertem Wasser abgespült, das Präparat wird getrocknet und in Kanadabalsam eingebettet.

8. Bandi und Simonelli benützten die Ziehlsche Lösung und wollen damit die Spirochaete pallida rascher und intensiver dargestellt haben; außerdem verwendeten sie die in der bakteriologischen Praxis gebräuchlichen alkoholischen Lösungen der gewöhnlichen Anilinfarben, die sie bei Hitze wenige Sekunden lang einwirken ließen.

9. Davidsohn färbte die Spirochaeten mit Kresylviolett.

10. Metschnikoff mit einer alkoholischen Azurlösung.

11. Gonder und Hoffmann konnten sie darstellen mit Fuchsin und mit Anilinwassergentianaviolett nach 24 Stunden.

12. Marius erreichte schon nach 15 Minuten mit einer Mischung von methylalkoholischer Azurlösung und wässeriger Eosinlösung eine brauchbare Färbung:

13. Czaplewski färbte mit Karbolgentianaviolett.

14. Roscher fixierte vorher mit Osmiumsäure und empfiehlt diese Methode besonders Anfängern sehr.

Färbung im Ausstrich.

15. Besson (übersetzt von Bertarelli) verwendete scheinbar mit gutem Erfolg die von van Ermengen empfohlene Färbung für Bakteriengeißeln.

16. Simonelli und Bandi geben eine rasche Färbungsmethode von Spirochaete pallida an in der von Maygrünwald für Gonokokken empfohlenen Färbung.

In je 1 L. destillierten Wassers wird gesondert 1 g Eosin und 1 g Methylenblau gelöst. Dann werden beide Lösungen zusammengemischt und für einige Tage in Ruhe gelassen. Hierauf filtriert man alles und benützt den auf dem Filter zurückgebliebenen Niederschlag, den man mit destilliertem Wasser so lange abspült, bis die filtrierende Lösung klar wird. Dann läßt man den gesammelten Rückstand in der Umgebungstemperatur austrocknen; man macht davon eine gesättigte Lösung in reinem Methylalkohol, von dieser Lösung läßt man einige Tropfen 4—10 Stunden auf das Präparat einwirken.

Da nun mit allen diesen Methoden eine möglichst gute Färbung und Sichtbarmachung der Spirochaete pallida nur nach mehr oder weniger langer Einwirkung der Farbflüssigkeit zu erzielen war, so versuchte man, insbesondere für diagnostische Zwecke, zur schnellen Orientierung Verfahren ausfindig zu machen, die diesen Zweck rascher und doch sicher erfüllten. Solche sogenannte „Schnellfärbemethoden" sind verschiedene angegeben worden; unter ihnen hat sich insbesondere folgende, von Löffler angegebene Methode in der Praxis recht gut bewährt:

Zur Färbung braucht man nach der Vorschrift von Löffler folgende Lösungen:

1. 0,5 proz. Lösung von Malachitgrünkristall-Chlorzinkdoppelsalz.
2. 0,5 proz. Lösung von Natr. arsenicosum.
3. 0,5 proz. Lösung von reinem Glyzerin.
4. Giemsalösung.

Die Präparate müssen dünn ausgestrichen sein und in Alkoholäther gut fixiert werden. Auf das in einer Cornetschen Pinzette gehaltene Präparat bringt man 3 Tropfen der Arsenlösung und 1 Tropfen Malachitgrünlösung, erwärmt bis zur Dampfbildung und färbt eine Minute. Hierauf wird mit kräftigem Wasserstrahl abgespült. In ein Reagenzglas gießt man dann 5 ccm der 5 proz. Glyzerinlösung und gibt dazu aus einer Tropfflasche 5—10 Tropfen der käuflichen Giemsalösung (Grübler, Leipzig). Diese Flüssigkeit wird alsdann über der Flamme zum Sieden gebracht, auf das Präparat gegossen und 5 Minuten auf dasselbe einwirken gelassen.

Nun wird wieder mit Wasser gründlich abgespült und mit Fließpapier getrocknet.

Auch da Verfahren nach Schereschewsky gibt gute Resultate:

Entfettete Objektträger werden mit dem betreffenden Gewebssaft bestrichen, wobei eine Vorbehandlung mit Osmiumdämpfen entbehrlich ist. Der Ausstrich wird dann in einer Doppelschale über Osmiumdämpfen (bis zu einer Minute) fixiert, dreimal durch die Flamme gezogen und dann in eine Petrischale mit Giemsalösung (1 Vol. Giemsalösung auf 8—10 Vol. Aq. dest., gut umrühren) gelegt. Hierauf kommt die Schale auf ein dampfendes Wasserbad und bleibt zugedeckt 10—15 Minuten stehen, wobei gegen Ende der Färbung neue Giemsalösung zugegeben werden muß.

Recht geeignet für den praktischen Gebrauch ist ferner eine von Gradle angegebene Methode der Schnellfärbung.

Man stellt sich gesondert folgende Lösungen her:

I. Methylenblau rect. (Grübler) . . . 0,5
   Kal. carb. 0,5
   Wasser 50,0
II. Zyankalium 1,0
    Wasser 50,0
III. Jodjodkalilösung 1%

Vor der Färbung werden diese Flüssigkeiten zu gleichen Teilen gemischt und mit dieser Mischung das Präparat 1 Minute gefärbt.

Hierher gehört auch eine erst in letzter Zeit von Hecht und Wilenko angegebene Methode, die Spirochaete pallida mittels des sogenannten Tuscheverfahrens von Burri darzustellen.

Die Anfertigung der Präparate ist überaus einfach. Man verreibt ein Tröpfchen der zu untersuchenden Flüssigkeit, die, wenn nötig, noch mit physiologischer Kochsalzlösung verdünnt werden kann, mit einem Tröpfchen flüssiger Tusche mittels einer Platinöse auf einem Objektträger und läßt das Präparat lufttrocken werden. Sobald dies der Fall ist, kann man die Untersuchung mit der Immersionslinse vornehmen, ohne daß man das Präparat mit einem Deckglas einschließt. Man sieht dann hell auf schwarzbraunem Grunde die Spirochaeten, Bakterien und korpuskulären Elemente, da diese im durchfallenden Lichte die

Strahlen hindurchtreten lassen, während die ringsum sie einschließenden Tuschkörnchen das Licht zurückhalten[1]. Nach meinen Erfahrungen ist diese technisch recht einfache Art der Darstellung der Spirochaete pallida für die schnelle Orientierung gewiß von großem Vorteil und etwa den eben angeführten anderen Schnellfärbemethoden im Werte gleichzustellen, wenn man die Diagnose nur nach dem charakteristischen Bau der Spirochaete pallida und insbesondere nach der Regelmäßigkeit ihrer Windungen stellt. Nach dieser Richtung hin ist die Spirochaete pallida bei dieser Betrachtungsart genügend charakterisiert, um sich von anderen, ähnlichen Spirochaeten zu unterscheiden. Legt man aber besonderes Gewicht auf die Zartheit und Dünne der Spirochaete pallida — eine ursprüngliche Forderung der Autoren, die heute vielleicht nicht mehr so strenge besteht —, so ist unbedingt den Färbemethoden vor dem Tuscheverfahren der Vorzug zu geben, da bei letzterem naturgemäß dieser Unterschied weniger deutlich zutage tritt. Dasselbe gilt auch für eine von Kalb in jüngster Zeit angegebene Methode der Spirochaetenschnellfärbung, die dem Tuscheverfahren sehr ähnelt. Als Farbstoff dient eine Eosin-Triazidlösung (Eosin B. A. 0,5, Alkohol (70 %) 50,0, Triazid 30,0). Vor dem Gebrauch wird diese Lösung, die vollkommen klar sein muß und keine Niederschläge enthalten darf, geschüttelt und auf die durch die Flamme gezogenen und lufttrockenen Präparate mittels eines Tupfers aufgetragen. Das Präparat wird dann 1—2 mal zum Aufdampfen über der Flamme kurz erhitzt. Dann wird es mit Wasser abgespült und mit einer größeren Menge schwacher Essigsäure (1 : 10) 2—3 mal vorsichtig übergossen. Der Untergrund muß ganz blaß, die roten Blutkörperchen noch deutlich rot aussehen. Dann erscheinen die Spirochaeten und Bakterien weiß auf rötlich bis blaßrotem Grunde.

Am besten eignet sich nach meiner Ansicht und nach der zahlreicher anderer Autoren, wenn es weniger auf die Schnelligkeit des Nachweises als auf eine gute färberische Darstellung der Spirochaete pallida ankommt, immer noch die modifizierte

---

[1] Wenn man das Präparat von Grübler - Leipzig benutzt, so muß man dies im Verhältnis 1 : 10 verdünnen, sterilisieren und absetzen lassen (das Präparat von Günther - Wagner, das in derselben Weise verwendet wird, ist bereits sterilisiert). In der Tusche gedeihen nämlich leicht Mikroorganismen, die das Bild unklar machen.

Giemsafärbung, wie sie unter 1 angegeben wurde. Die fixierten Präparate werden mit der stets frisch verdünnten Farblösung (1 Tropfen der käuflichen Giemsalösung — Giemsa III, Grübler, Leipzig — auf 14 ccm Aq. dest.) 2 (bis 24) Stunden gefärbt, mit Wasser gut abgespült und getrocknet. Die Spirochaete pallida stellt sich dann als ein zartes, gleichmäßig leicht rötlich gefärbtes Gebilde dar und ist mit Ölimmersion bei einiger Übung leicht auffindbar.

Diese Färbung mit Giemsalösungen hat auch, wie ich gezeigt habe, einen großen differentialdiagnostischen Wert. Sämtliche anderen Spirochaetenarten, vor allen Dingen die sogenannte „Pseudopallida (Mulzer)", nehmen nämlich im Giemsapräparat einen rein bläulichen Farbenton an, im Gegensatz zur mehr rötlich - blauen Pallida.

Erwähnen möchte ich noch, daß Mandelbaum eine vitale Färbung der Spirochaete pallida angegeben hat. Er benutzt Reizserum eines Primäraffektes oder einer nässenden Papel in Gestalt eines hängenden Tropfens, vermengt mit ihm etwas Methylenblau (Löffler) und fügt eine Öse $1/10$ proz. Normalnatronlauge hinzu. Die Spirochaete pallida soll sich nun leicht bläulich färben und dabei noch deutliche Eigenbewegung zeigen. Da aber im hängenden Tropfen die Spirochaete an und für sich nur sehr schwer wahrnehmbar ist und das nur, wenn in größerer Anzahl vorhanden, so dürfte sich diese Methode für die Praxis nur wenig eignen.

In gleicher Weise hat auch Meirowsky verschiedene Methoden vitaler Färbung der Spirochaeten angegeben, die im wesentlichen darauf beruhen, daß Farbstoffe (Methylviolett und Kristallviolett) in die zu untersuchenden Primäraffekte oder Papeln eingerieben oder mit dem Geschabe aus denselben auf einem Objektträger verrieben werden. Dann soll sich die Spirochaete pallida hellviolett, die Refringens intensiv blauviolett färben bei vollkommen erhaltener Lebensfähigkeit. Größere Nachprüfungen dieser Methode liegen zurzeit noch nicht vor (Zweig).

Für die Darstellung, bzw. für den Nachweis der Spirochaete pallida im Schnitt, also im Gewebe, der eventuell (bei der Leiche oder bei exzidierten verdächtigen Pusteln oder Geschwüren) ja auch einen diagnostischen Wert besitzt, haben sich von den verschiedenen hierzu angegebenen Färbemethoden eigentlich nur zwei bewährt, die ich hier anführen will (nach Hoffmann, Ätiologie der Syphilis):

a) Ältere Methode Levaditis.

Die Fixierung geschieht mit Formalin (1 + 9 Wasser) und ist nach 24 Stunden beendet; längerer Aufenthalt schadet nichts.

Älteres und anders fixiertes Material bringt man noch einmal für 24 Stunden in frische Formalinlösung. Kleine bis höchstens 2 mm dicke Scheiben werden zunächst über Nacht in 95 proz. Alkohol gebracht, am folgenden Morgen kommen sie in dest. Wasser, das mehrfach gewechselt wird, bis sie untersinken (10 bis 15 Minuten). Dann werden sie in eine 100 ccm fassende weithalsige dunkle Flasche mit Glasstöpsel in 1,5—3 proz. Silbernitratlösung gebracht und verweilen hier im Brutschrank bei 35—37^0 C 3—5 Tage lang. Hierauf wird folgende, am besten jedesmal frisch bereitete Lösung (Pyrogallol 4,0, Form. pur. 5 ccm, Aq. dest. 100,0) nach Abgießen der Argentumlösung über die in derselben Fläche bleibenden Stückchen gegossen, um bei Zimmertemperatur in 24—48 Stunden die Reduktion zu vollenden.

b) Neue (Pyridin-) Methode Levaditis und Manouélians.

Die Fixierung geschieht in Formalinlösung (1 + 9 Wasser) 24 Stunden oder länger; dann kommen die Stücke über Nacht in 95 proz. Alkohol; am folgenden Morgen werden sie in mehrfach zu wechselndes Wasser gebracht, bis sie zu Boden sinken. Dann kommen sie in folgende, jedesmal frisch zu bereitende Mischung von 90 ccm 1—1,5 proz. Silbernitratlösung und 10 ccm reinsten Pyridins und verbleiben darin 2—3 Stunden bei Zimmertemperatur und weitere 3—5 Stunden im Paraffinschrank bei 45 bis höchstens 50^0 (in dunkler, gut 100 ccm fassender Flasche mit Glasstopfen). Alsdann wird diese Lösung abgegossen und am besten ohne Abspülung mit Wasser folgende, stets unmittelbar vor dem Gebrauch anzufertigende Reduktionsmischung aufgefüllt: 90 ccm einer 4 proz. Pyrogalluslösung werden mit 10 ccm reinen Azetons gemischt und zu 85 ccm dieser Mischung 15 ccm Pyridin hinzugefügt. Hierin bleiben die Stücke über Nacht und werden nach Abspülung mit dest. Wasser und Härtung in steigendem Alkohol in Paraffin eingebettet (ebenso wie die nach a) versilberten Stückchen).

Nach meiner Erfahrung verfährt man dabei am zweckmäßigsten folgendermaßen:

¼ Stunde Aq. dest. (öfter wechseln).

¼ Stunde lang 95 proz. Alkohol (öfter wechseln).

2 Stunden lang abs. Alkohol (am besten mit geglühtem Cupr. sulf. entwässert!).

½—1 Stunde Toluol oder Xylol.

2—3 Stunden Paraffin, das am besten in der Zusammensetzung 30 g hartes (Schmelzpunkt 56^0 C) und 4 g weiches (Schmelzpunkt 40—42^0 C) flüssig in drei Schälchen im Thermostat gehalten wird. In jedem der Schälchen bleibt das Präparat etwa ½—1 Stunde lang; vom letzten aus wird es in die Form gegossen und dann schnell abgekühlt.

Die Schnitte werden nicht zu dünn hergestellt; eine Nachfärbung derselben ist nicht nötig. Die Spirochaete pallida erscheint im Schnitte wie alle anderen auf diese Weise dargestellten Mikroorganismen naturgemäß stets dicker und stärker als im Ausstrich, da es sich ja hier um einen Niederschlag des Silbers auf den Spirochaetenleib handelt.

Morphologisch erscheint im gefärbten Ausstrich die Spirochaete pallida als ein langer (10—15 μ u. mehr), feiner (kaum ¼ μ), spiralig gewundener Faden, der sich im Gegensatz zu anderen, gröberen Arten nicht so intensiv färbt. Die Windungen, 8—14—20 an der Zahl, zeichnen sich aus durch **Tiefe, Steilheit** und große **Regelmäßigkeit**, so daß äußerst treffend ihr Aussehen als „korkzieherartig" bezeichnet werden kann.

Diese typische langgestreckte Gestalt der Spirochaete pallida findet sich allerdings nicht regelmäßig in den Ausstrichpräparaten. Mitunter können nämlich die Windungen durch Ankleben und Zerrung beim Fixieren teilweise ausgeglichen sein, so daß sie dann z. B. an den Enden typisch steil, in der Mitte aber gestreckt erscheinen. Andere Exemplare sieht man halbmondförmig gekrümmt, ja öfter in der Mitte schleifenförmig um sich geschlungen, wieder andere bilden ein geschlossenes Oval, das nur durch **einige wenige steile Windungen** sich als Spirochaete pallida erkennen läßt. Bisweilen liegen die Spirochaeten zwischen Blutkörperchen und Deckglas oder sind um den Rand von Erythrozyten herumgeschlungen und treten in diesen Fällen durch ihre dunklere Färbung gegenüber dem blasser gefärbten Blutkörperchen besonders deutlich hervor. Wieder andere Spirochaeten zeigen meist zwischen dem mittleren und distalen Drittel leichte spindelförmige Anschwellungen, deren Kernnatur sich nicht mit Sicherheit erweisen läßt. Hin und wieder sind sie zu zwei

Individuen verschlungen, ja sogar netzartige Konglomerate von 20—40 Individuen wurden beobachtet (Salomon, Mulzer). Die Unterscheidung der Spirochaete pallida von der gröberen, schmarotzenden Form gelingt dem Geübten meist unschwer. Sie ist kleiner, zarter und dünner, besitzt steile, korkzieherartige Windungen gegenüber den längeren flacheren der groben Spirochaete, färbt sich schwerer und zeigt im Giemsapräparat meist einen rotvioletten Farbenton gegenüber dem mehr bläulichen der groben Formen.

Selbst die ihr so nah verwandte Spirochaete pallidula (Frambösie) unterscheidet sich mit Sicherheit von der Spirochaete pallida durch ihren meist dickeren unregelmäßig gewundenen Bau (Siebers).

Und doch können Fälle vorkommen, besonders bei der Untersuchung fraglicher Erkrankungen der Mundschleimhaut (s. S. 4), in denen der weniger Geübte recht zweifelhaft darüber werden kann, ob es sich hier um eine echte Pallida handelt oder nicht. Die endgültige Diagnose kann in solchen Fällen, wie wir noch sehen werden, nur durch die Beobachtung der lebenden Spirochaete und ihrer so charakteristischen Bewegungen gestellt werden. Ist eine derartige Untersuchung aus äußeren Gründen nicht möglich, so sei man in der Stellung der Diagnose etwas reserviert, insbesondere wenn sich diese nur auf das Auffinden eines oder zweier solcher Spirochaeten gründen würde. Nur der Nachweis mehrerer typischer Pallidae gibt dann ein sicheres Urteil.

C. Nachweis, Darstellung und Morphologie der lebenden Spirochaete pallida im frischen Präparat bei gewöhnlicher mikroskopischer Beleuchtung und im Dunkelfeld.

Die Untersuchung nicht fixierten, frischen Materials auf die Anwesenheit lebender Spirochaeten ist, wie ich bereits erwähnt habe, bei gewöhnlicher mikroskopischer Beleuchtung nicht ganz einfach Jedenfalls gehört, um diese Befunde einigermaßen diagnostisch verwerten zu können, dazu große Übung im Mikroskopieren, eine genaue Kenntnis der morphologischen Eigenschaften der Pallida und ein scharfes, nicht zu leicht ermüdendes Auge. Die lebende Spirochaete pallida ist nämlich bei gewöhnlicher mikroskopischer Beleuchtung nur unter Zuhilfenahme stärkster Vergrößerungen gut wahrnehmbar. Am besten bedient man sich hierzu der Ölimmersion und eines guten Apochromaten. Ferner ist ein Kompensationsokular 6 bis 12, eine helle Beleuchtung, am besten mit Gasglühlicht, und eine richtige Abblendung (durch Senken des Abbeschen Kondensors) Bedingung. Hoffmann verwendete zu derartigen Untersuchungen nicht den hängenden Tropfen, sondern das einfache mit Vaselin oder Wachs umrandete Deckglaspräparat, eine Methode, die sich, wie wir sehen werden, zur Untersuchung frischer Präparate sehr gut eignet.

Im frischen Präparat zeichnet sich die lebende Spirochaete pallida durch ihre Zartheit und ihr geringes Lichtbrechungsvermögen aus und ist daher viel schwerer sichtbar als die übrigen an den Genitalien, im Munde und auf Karzinomen vorkommenden größeren Spirochaeten. Um sie zu finden, rät Hoffmann, die Ränder von Erythrozyten sorgfältig abzusuchen, an welche sie sich oft mit einem Ende anheften.

Bei der großen Schwierigkeit, die diese Art der frischen Untersuchung ja doch bereitete, war es naturgemäß, daß man sich derselben in der Praxis anfänglich so gut wie nicht bediente. Zu diagnostischen Zwecken benutzte man in erster Zeit wie schon erwähnt, ausschließlich das gefärbte Ausstrichpräparat.

Da teilten Landsteiner und Mucha mit, daß die Untersuchung bei Dunkelfeldbeleuchtung auch die lebende Spirochaete pallida gut sichtbar erscheinen lasse und wegen der Möglichkeit, dieselbe rasch aufzufinden, sich sehr gut zum schnellen diagnostischen Nachweis in frischen Präparaten eigne. Hoffmann und später Beer prüften die Angaben dieser beiden Autoren nach und konnten sie in vollstem Maße bestätigen.

In der Folgezeit verdrängte nun die Untersuchung des frischen Materials bei Dunkelfeldbeleuchtung den Nachweis der Spirochaete pallida im gefärbten Trockenpräparat bei der Diagnosenstellung immer mehr. Da diese Untersuchung heute für die Spezialpraxis geradezu unentbehrlich geworden ist, will ich auf das Wesen und die Technik derselben hier ausführlicher eingehen.

Unter „*Dunkelfeldbeleuchtung*" versteht man im allgemeinen eine Anordnung im Mikroskop, bei der die Strahlen, welche in das Objektiv gelangen, nicht direkt vom Beleuchtungsapparat z. B. vom Kondensator kommen, sondern von den zu beobachtenden Teilchen die das vom Beleuchtungsapparat kommende Licht zerstreuen. Oder kurz: bei der Dunkelfeldbeobachtung wird nur das zerstreute Licht benutzt, während das direkte abgeblendet wird. Die Folge davon ist, daß wir nur die zu beobachtenden Teilchen „hell, aufleuchtend" sehen, während dort, wo keine Teilchen sind, alles „dunkel" erscheint. Daher auch der Name „Dunkelfeldbeleuchtung".

Die Dunkelfeldbeleuchtung ist schon seit langem bekannt und war insbesondere bei den englischen Mikroskopikern im Gebrauch. Bereits John Queckett gibt in seinem Handbuch über Mikroskopie an, daß der Rev. J. B. Reade 1838 die Aufmerksamkeit der Mikroskopiker auf eine damals neue Beleuchtungsmethode gelenkt habe, die er mit dem Namen „Blackground Illumination" belegte (Siedentopf). Später fiel diese Methode mit der Einführung des Abbeschen Beleuchtungsapparates der Vergessenheit anheim und fand erst wieder Verwendung im Ultramikroskop zur Sichtbarmachung kleinster lebender Bakterien und kolloidaler Teilchen.

In der ersten Zeit bediente man sich bei der Konstruktion von Apparaten zur Dunkelfeldbeleuchtung noch der Methode der zentralen Abblendung, indem man das Objekt durch ein zentrales Strahlenbündel beleuchtete und dabei den mittleren Teil des Objektivs abblendete. Diese Anordnung findet sich auch an dem von Zeiß nach den Angaben von Siedentopf konstruierten Apparat zur Dunkelfeldbeleuchtung, mit dem Fülleborn bereits im Oktober 1905 gelegentlich der tropenmedizinischen Ausstellung zu Berlin lebende Hühnerspirochaeten demonstriert hatte. Dieser große und etwas umständliche, vor allem aber teure Apparat ist noch an verschiedenen größeren Instituten im Gebrauch und wird zum Nachweis der Spirochaete pallida verwendet (Hoffmann und Beer). Er besteht aus einer auf einer beweglichen Tischplatte montierten optischen Bank, an deren einem Ende eine Projektionsbogenlampe als Lichtquelle angebracht ist, während sich am anderen Ende ein auf einem besonderen Stativ befestigtes Mikroskop befindet, das umgelegt und in seiner Achse parallel der optischen Bank gerichtet ist. Der mittlere Teil des Objektivs ist abgeblendet, indem die Frontlinse bis zur Apertur 0,3 mm genau abgeschliffen ist. Die so entstandene plane Fläche ist geschwärzt. Durch Verwendung eines Wechselkondensors mit Spezialobjektiv, das an Stelle des Abbeschen Kondensors eingeschaltet wird, ist es ermöglicht, daß nur Strahlen eines Kegels von der Apertur 0—0,2 in das Präparat gelangen. Diese aber werden an der geschwärzten Stelle absorbiert, und nur diejenigen Strahlen, welche an den Objekten gebeugt werden, dringen in das Auge.

Bei dieser Anordnung erhält man nun aber keine völlige Bildschärfe; vor allem stören beträchtlich die hier auftretenden Beugungsscheibchen: mehrfache helle ringförmige Konturen an den zu beobachtenden Teilchen. Um diesem Mißstande abzuhelfen, versuchte man diese Anordnung des

Beleuchtungsapparates zu verbessern. Man kam nun darauf, eine Dunkelfeldbeleuchtung derart zu erzielen, daß man das Objekt **ringförmig seitlich beleuchtet**, indem man eventuell die äußere Apertur des Objektivs abblendete. Die Idee der ringförmigen Beleuchtung hat nun Reichert praktisch verwertet bei der Konstruktion seiner „Spiegelkondensoren".

Der Spiegelkondensor nach Reichert besteht im wesentlichen aus einer **Plankonvexlinse, von welcher der mittlere Teil der gekrümmten Fläche abgeschliffen ist.** Die dadurch entstandene Planfläche ist genau parallel zur Planfläche der Linse gerichtet. Eine Blende schaltet alle Strahlen aus dem Beleuchtungsbündel aus, deren Apertur geringer als 1,05 ist. Sie ist dicht vor die erste Planfläche gesetzt, damit keine störenden Reflexe auftreten können.

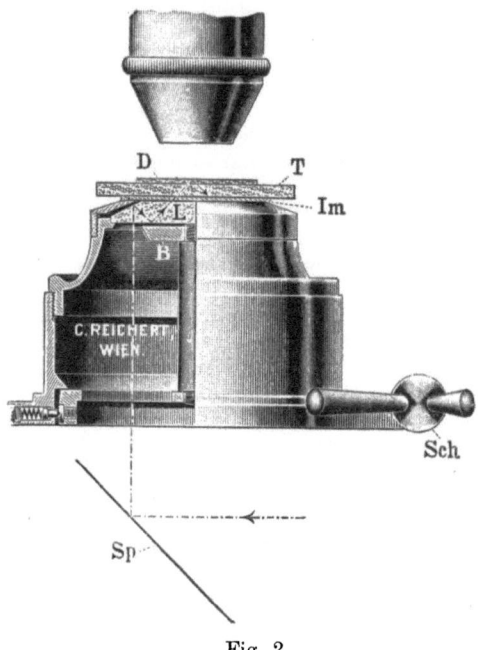

Fig. 2.

Die Spiegelkondensoren werden von Reichert in zwei hauptsächlichsten Typen hergestellt: die *Einschiebekondensoren,* die in eine Hülse in das Mikroskop eingeschoben wurden (Fig. 2); sie lassen sich nur an einem von derselben Firma hergestellten oder eventuell abgeänderten Mikroskop anbringen) und die Plattenkondensoren, die auf den Tisch jeden beliebigen Mikroskops aufgelegt werden können (Fig. 3 u. Fig. 5). Bedingung ist hier nur, daß die Öffnung des Tisches 15 mm groß und ein Planspiegel vorhanden ist, Forderungen, die wohl auch das einfachste Mikroskop erfüllt.

Bei der Konstruktion dieser *Plattenkondensoren* ist die Spiegellinse des Kondensors in eine Glasplatte eingekittet, welche mit einer entsprechenden Höhlung versehen ist. Die mittleren Strahlen des Beleuchtungskegels werden durch eine mit der unteren Fläche der Spiegellinse fest verbundene Metallblende zurückgehalten. Das Ganze ruht in einem metallenen Rahmen, welcher durch zwei gewöhnliche Mikroskopklemmen auf der Tischplatte festgehalten wird.

Bei den Reichertschen Apparaten wird gewöhnlich mit Trockensystemen gearbeitet, und diese genügen auch im allgemeinen. Sollen aber

Spiegelkondensoren von Reichert. 21

doch Ölimmersionen zur Verwendung kommen, so ist stets das Einsetzen einer geeigneten Blende erforderlich, welche die Lichtstrahlen hoher Apertur von etwa 1,05 ab zurückhält. Diese Blende (Fig. 4) wird in das Metallzwischenstück des Objektivs eingeschraubt und ist beim Arbeiten mit gewöhnlicher Beleuchtung wieder zu entfernen.

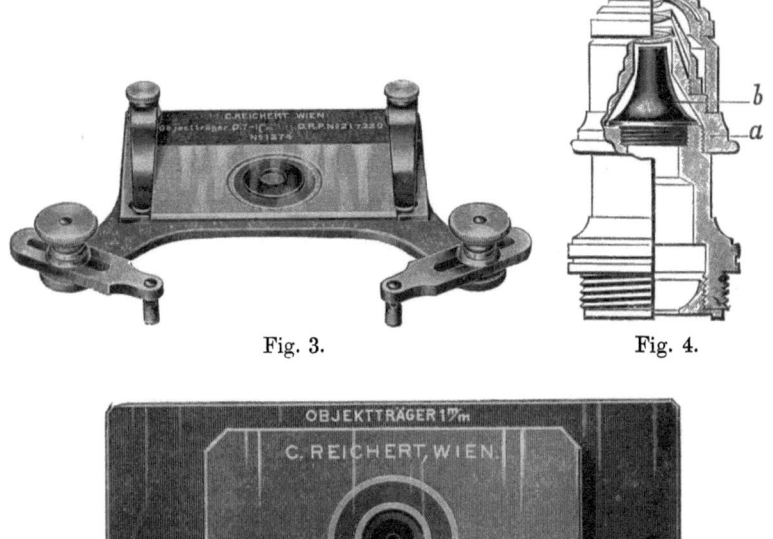

Fig. 3.   Fig. 4.

Fig. 5.

Einen Spiegelkondensor allereinfachster Ausführung stellt Fig. 5 dar. Er ist auf einer als Träger dienenden starken Glasplatte befestigt und kann mit jedem Mikroskop verwendet werden.

Bald darauf brachte die Firma Zeiß den nach den Angaben von Siedentopf konstruierten (in mangelhafter Ausführung zuerst von Wenham 1856 angegebenen) Paraboloidkondensor für die Dunkelfeldbeleuchtung. Der Paraboloidkondensor von Zeiß besteht wie der Reichertsche Spiegelkondensor nur aus einer äußeren reflektierenden Fläche, die aber nicht sphärisch, sondern parabolisch gekrümmt ist.

Gegenüber dem Spiegelkondensor mit sphärischer Fläche besitzt der Paraboloidkondensor infolge einer bekannten Eigenschaft der Parabel den Vorteil besserer sphärischer Korrektion und damit eine größere Lichtstärke.

Die beleuchtenden Strahlen haben die num. Aperturen 1,1 bis 1,4. Die Dunkelfeldbeleuchtung entsteht dadurch, daß diese Strahlen an der oberen Fläche des Deckglases total reflektiert werden, wenn sich Luft darüber befindet. Der Strahlengang im Paraboloid ist aus nebenstehender Figur (Fig. 6) ersichtlich; die beleuchtenden Strahlen sind ausgezogen, die im Objekt abgebeugten gestrichelt.

P ist ein plankonvexer Glaskörper, dessen konvexe Krümmung ein Rotations-Paraboloid darstellt. B ist die Zentralblende, welche Strahlen von der Apertur 0 bis 1,1 abhält. In der Oberfläche des Objektträgers O liegt der Fokus des Paraboloids. J ist die Immersionsschicht zwischen Paraboloidkondensor und Objektträger.

Beim Paraboloidkondensor treten wie bei der einfachen Methode der Abblendung im Immersionskondensor infolge der ringförmigen Seiten-

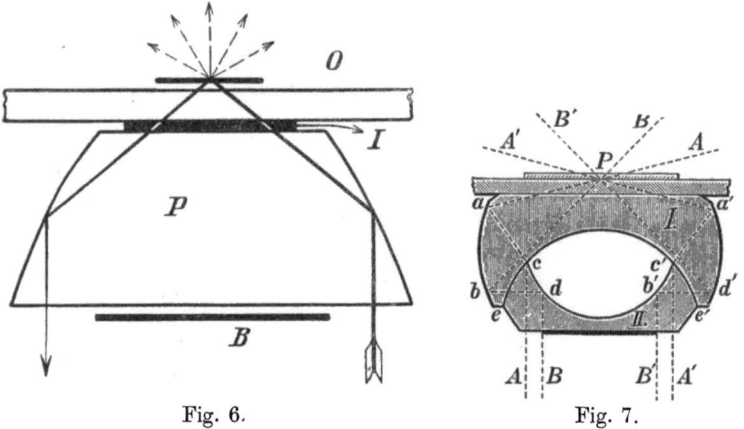

Fig. 6.   Fig. 7.

beleuchtung farbige Beugungssäume im Bilde vollkommen zurück; sie erscheinen nur bei exzentrischer Beleuchtung, wenn dadurch einzelne Teile des leuchtenden Ringes ausgeschaltet werden.

Die Paraboloidkondensoren werden mit ihrer Fassung auf Schiebrohre mit Irisblende geschraubt und passen so ohne weiteres an jedes Mikroskop mit Kondensorschiebhülse von normaler Weite (36,8 mm). Der vollständige Abbesche Beleuchtungsapparat ist nicht nötig. Wird die Irisblende zugezogen, so werden zunächst die beleuchtenden Strahlen der niederen Aperturen abgeblendet, wodurch bei sehr hellen Präparaten und intensiven Lichtquellen eine günstige Beleuchtung erzielt wird.

Gleichzeitig konstruierte auch die Firma Leitz nach den Angaben von v. Ignatowsky Spiegelkondensoren, welche aber im Gegensatz zu den Konstruktionen von Reichert und Zeiß, die nur eine äußere spiegelnde Fläche besitzen, deren zwei, eine äußere und eine innere, aufweisen. Der Leitzsche Spiegelkondensor besteht also, wie Fig. 7 zeigt, aus den beiden Teilen I und II, welche zugleich als spiegelnde Flächen dienen.

Paraboloidkondensor von Zeiß; Leitz'sche Spiegelkondensoren. 23

Die innere spiegelnde Fläche c d b' c' reflektiert total, während die äußere a b a' d' versilbert ist. Durch die Anwendung zweier solcher spiegelnder Flächen ist es möglich, die Strahlenvereinigung in P äußerst präzise zu machen, wie Fig. 8 zeigt. Wir sehen hier ein seitliches Photogramm der aus dem Kondensor austretenden Strahlen. Es zeigt sich, daß tatsächlich die Strahlen sich in einem Punkte schneiden, um dann wieder auseinander zu gehen.

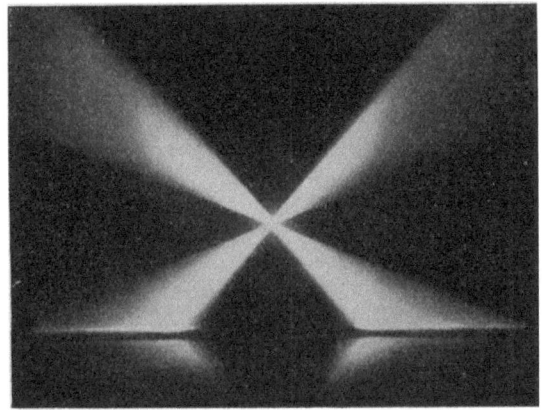

Fig. 8.

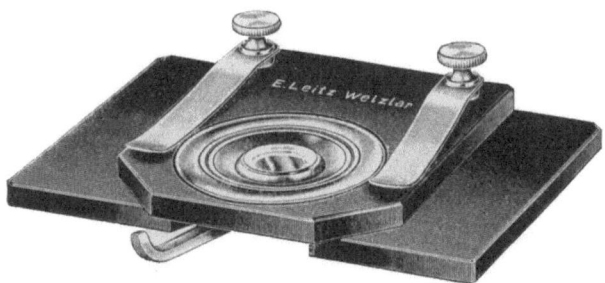

Fig. 9.

Der Spiegelkondensor von Leitz wird ebenso wie der von Reichert in zwei verschiedenen Arten hergestellt. Die eine wird an Stelle des gewöhnlichen Kondensors eingeschoben, während die andere direkt auf den Mikroskopiertisch aufgelegt wird.

Der Leitzsche Plattenkondensor unterscheidet sich aber von dem Reichertschen Plattenkondensor durch einen Hebel (s. Fig. 9), welcher ermöglicht, den Kondensor längs der Achse zu verschieben. Dieses ist sehr wesentlich für eine genaue Einstellung wegen der verschiedenen Dicke der Objektträger. Nicht unerwähnt möchte ich hier lassen, daß man auch ohne alle diese Apparate eine Art von Dunkelfeldbeleuchtung herstellen kann, wenn man nämlich unter den Kondensor des Abbeschen Beleuchtungsapparates eine Zentralblende einlegt (Beer, Gossmann).

Für die Anwendung aller dieser Einrichtungen zur Untersuchung mittels des Dunkelfeldes ist eine genügend starke Beleuchtung des Objektes Vorbedingung. Am besten eignet sich dazu natürlich das elektrische Kohlenlicht.

Man verwendet entweder eine von Reichert konstruierte Nernstlampe mit selbsttätiger Anheizung (Intensität je nach

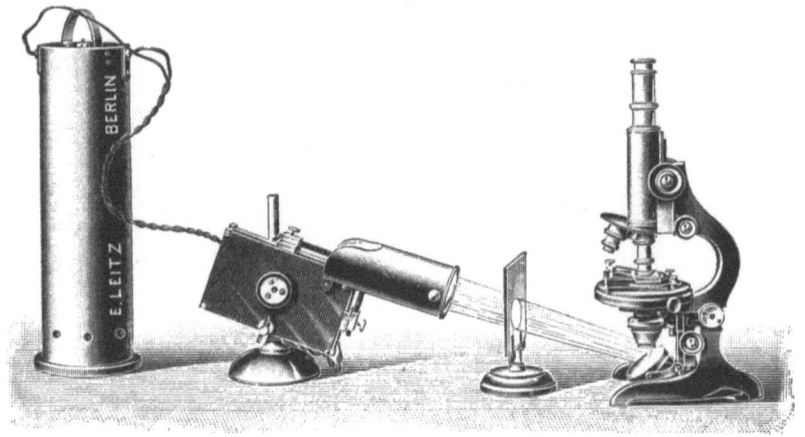

Fig. 10.

Stromspannung 500—1000 Kerzen) oder eine Handbogenlampe mit rechtwinkliger Kohlenstellung, wie sie die Firma Leitz herstellt. Besonders diese kleine Bogenlampe hat sich auch nach meiner Erfahrung sehr in der Praxis bewährt. Sie läßt sich leicht an jede vorhandene Glühlampenleitung anschließen und gibt (bei 4 Ampère) ein intensives Licht. Nur ist dabei zu beachten, daß die zu benutzende Steckdose der elektrischen Leitung genügend gesichert ist, um ein Durchbrennen zu vermeiden. Gewöhnlich sind nämlich derartige Steckdosen mit 2 Ampère gesichert, und müssen in diesem Falle Sicherungen für 6 Ampère eingesetzt werden. Nachstehende Abbildung zeigt die Lampe mit Umschalter gebrauchsfertig aufgestellt (Fig. 10).

Die Lampe wird in einer Entfernung vom Mikroskop gestellt, daß der vor dem Mikroskop sitzende Beobachter die Reguliervorrichtung der Lampe bequem mit der Hand erreichen kann. Das Licht der Lampe wird auf den Spiegel gerichtet. Die richtige Beleuchtung erhält man dann durch Bewegen des Spiegels und Einstellen des Hebels am Kondensator.

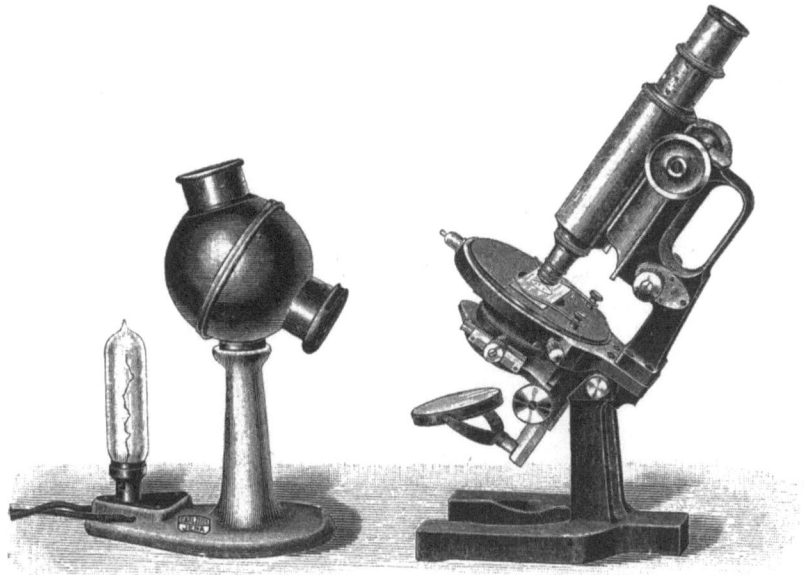

Fig. 11.

Die kleine Mattscheibe auf Stativ hat den Zweck, das Bild bei zu greller Beleuchtung abzublenden; die Hälfte der Scheibe ist eingefettet, um mehr oder weniger abblenden zu können.

In letzter Zeit hat auch die Firma Zeiß in Jena eine sehr handliche Nernstlampe konstruiert, die eine intensive Lichtquelle für Untersuchungen im Dunkelfeld bietet. Die Lampe (Fig. 11) ist so eingestellt, daß ihre Beleuchtungslinse in großer Entfernung ein Bild des Glühfadens entwirft; sie brennt mit 1 Ampère, ist aber nicht automatisch zündbar, sondern der Faden ist nach dem Einstellen des Stromes mit einer Hilfsflamme anzuzünden. Man beleuchtet den Planspiegel.

Ist kein Anschluß an eine elektrische Leitung vorhanden, so kann man auch Gas- oder Spiritusglühlicht verwenden. Allerdings erhält man mit diesen Lichtquellen nicht so gute und klare Bilder wie mit elektrischem Licht. Einigermaßen genügendes Licht gibt noch das hängende Gasglühlicht.

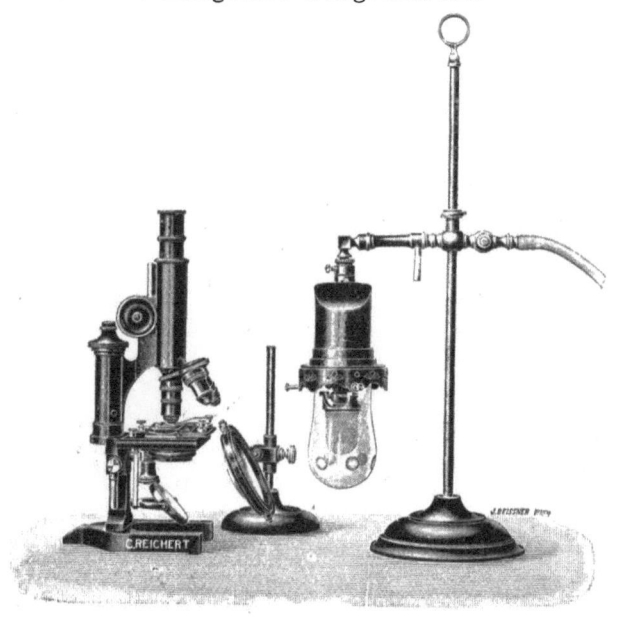

Fig. 12.

Als Sammellinse verwendet man dann am besten eine mit Wasser gefüllte Glaskugel in einem Holzgestell (sogenannte Schusterkugel), mittels welcher man ein Bild der Lichtquelle auf den Planspiegel des Mikroskops derart entwirft, daß dieser vollkommen und möglichst gleichmäßig beleuchtet ist. Man kann natürlich zu diesem Zwecke auch eine auf einem Stativ befestigte Sammellinse verwenden (Fig. 12), doch empfiehlt sich die Schusterkugel noch aus dem Grunde, weil das in der Kugel befindliche Wasser gleichzeitig zur Abhaltung schädlicher Wärmewirkung dienen kann.

Die Hauptbedingung für den richtigen Gebrauch der Dunkelfeldbeleuchtung ist aber eine genaue und exakte Einstellung des Gesichtsfeldes und eine exakte und zweckentsprechende Anfertigung des zu untersuchenden Präparates.

Um die richtige Einstellung des Gesichtsfeldes zu erklären, kehren wir zu Fig. 8 zurück. Dieselbe zeigt den von der Seite betrachteten Strahlengang der vom Spiegelkondensor austretenden Strahlen. Bei der Herstellung dieser Figur befand sich unter dem Spiegelkondensor ein Spalt, sonst würde man zwei volle Kegel bekommen haben. Der Abstand zwischen a b und dem Kreuzungspunkt entspricht dem Abstande zwischen der Oberfläche des Kondensators und dem Präparate selbst. Das Präparat kommt also in die Kreuzungsstelle zu liegen, wo die stärkste Beleuchtung ist. Dementsprechend wird der Raum zwischen dem Kreuzungspunkt und der Oberfläche des Kondensors durch den Objektträger und durch das dazwischen befindliche Öl ausgefüllt. Daraus resultiert aber,

1. daß dieser Kreuzungspunkt der Strahlen im Gesichtsfelde des Objektivs liegen muß und
2. daß die Dicke des Objektträgers einerseits eine bestimmte Größe nicht überschreiten, anderseits aber auch nicht zu dünn sein darf, damit sich das unter demselben befindliche Öl halten kann.

Man kann sich leicht überzeugen, ob man den Kreuzungspunkt richtig eingestellt hat, wenn man nämlich unter Verwendung eines sehr schwachen Okulars den Kondensor hebt und senkt. Hat man dabei den kleinsten Lichtfleck erhalten, so zentriere man dann den Kondensor, bis man den Lichtfleck in der Mitte des Gesichtsfeldes hat. Beim Heben und Senken des Kondensors beobachtet man übrigens, wie es aus Fig. 8 ohne weiteres erklärlich ist, daß, wenn der Kreuzungspunkt unterhalb der Einstellebene liegt, das Präparat in einem hellen Ring beleuchtet wird ebenso, wie wenn der Kreuzungspunkt oberhalb derselben liegt. Da nun der Kreuzungspunkt eine gewisse Dicke hat, so werden nicht nur diejenigen Teilchen des Präparates beleuchtet, die in der Einstellebene liegen, sondern auch solche oberhalb und unterhalb derselben. Diese letzteren werden nur unscharf erscheinen, aber dennoch Licht aussenden und so für die Beobachtung der in der Einstellebene liegenden Teilchen störend wirken. Deshalb ist es auch nötig, das Präparat sehr dünn zu machen, um möglichst nur die in einer Ebene liegenden Objekte betrachten zu können.

Um nun die eben angegebene, anscheinend etwas schwierige Einstellung zu erleichtern, sind in der Regel an der oberen Glasfläche der Spiegelkondensoren zum Zwecke des Zentrierens zwei kleine Kreise eingeritzt, welche durch Verschieben des Apparates mit Hilfe eines schwachen Objektivs genau in die Mitte des Gesichtsfeldes eingestellt werden. Als passende Objektträger für die Untersuchungen sind möglichst dünne zu verwenden, etwa 1 mm dick; kleine Schwankungen werden bei dem Leitzschen Kondensor durch Heben und Senken des Kondensors korrigiert und zwar durch Drehen des vorerwähnten Hebels. Durch Drehung nach links senkt sich der Kondensor, nach rechts hebt er sich und kommt dann näher an den Objektträger heran. Beim Auflegen des Präparates bringe man zunächst einen kräftigen Tropfen Zedernöl auf die Kondensorfläche und einen auf die untere Seite des Objektträgers. Hierdurch werden beim Auflegen Luftblasen vermieden.

Das zur Untersuchung kommende Präparat von dem nach einer der Seite 5—7 angegebenen Methoden (am besten eignen sich zur Entnahme für die Dunkelfelduntersuchung 1, 2, 3 und 6) gewonnene Material stellt man sich in der Weise her, daß man einen kleinen Tropfen der möglichst klaren Flüssigkeit (das Quetsch- oder Saugserum soll hell, durchsichtig und nicht oder nur wenig mit Blut vermischt sein) mittels einer ausgeglühten Platinöse auf die Mitte des gut mit Alkohol gereinigten Objektträgers setzt, vorsichtig ein ebenfalls gut gereinigtes Deckgläschen darauf legt und dieses mit dem Fingernagel oder mit einem Tuche durch leichtes Reiben fest aufdrückt. Man darf hierzu nicht die Fingerkuppe nehmen, da der Abdruck der Handlinien das Bild sehr stören würde. Man kann aber auch bei wenig Serum nach Art eines Klatschpräparates das Deckgläschen auf die zu untersuchende Stelle drücken, muß nur dann eventuell noch einen Tropfen physiologischer Kochsalzlösung hinzufügen und damit die abgedrückte Flüssigkeit mittels einer Platinöse innig vermischen. In gleicher Weise verfährt man, wenn man verdächtige

Plaques der Mundschleimhaut oder trockene Papeln auf das Vorhandensein von Spirochaeten untersuchen will. Man kratzt dann am besten mittels eines Platinspatels oder eines kleinen scharfen Löffels etwas Belag ab und verreibt diesen auf dem Objektträger mit Kochsalzlösung. Eine Umrandung des Deckglases mit Wachs, Paraffin oder Lanolin halte ich nur dann für nötig, wenn man aus irgendwelchen Gründen die Untersuchung nicht am Tage der Entnahme, sondern erst am nächsten Tage oder an einem andern Ort vornehmen will.

Ist die Lichtquelle genügend eingestellt, das Mikroskop für die Dunkelfeldbeleuchtung richtig montiert, zentriert und schließlich das Präparat nach Vorschrift auf demselben unter das Objektiv gelegt, dann bietet sich dem Beobachter das schon eingangs erwähnte, für die Dunkelfeldbeleuchtung charakteristische Bild: alle im Serum oder in der Zusatzflüssigkeit suspendierten korpuskulären Elemente leuchten hell auf dunklem Grunde auf. Durch Diffraktion und Refraktion erscheinen alle diese Objekte größer und treten wesentlich leichter in die Beobachtung.

Darauf beruht es auch, daß sich im Dunkelfeld die roten Blutkörperchen des Menschen als runde Scheiben darstellen mit einem scharfen glänzenden Rande und dunklem Zentrum (s. Taf. III, Fig. 1), während man im Inneren der weißen Blutkörperchen mehr oder weniger deutlich die Kerne, ja sogar kleine Granula wahrnehmen kann.

Als runde Scheibchen mit helleuchtender Kontur und dunklem Zentrum erscheinen auch eventuell im Präparat vorhandene Kokken, wahrend sich Bazillen als mehr oder weniger längliche, ebenfalls im Innern dunkle, von einer hellen Kontur umgebene Stäbchen präsentieren. Die Bakterien zeigen die ihnen eigentümliche mehr oder weniger lebhafte Bewegung im Dunkelfeldpräparat; sind Geißeln vorhanden, so sind sie bei guter Einstellung als helle Fäden deutlich erkennbar.

Die Spirochaeten endlich stellen sich als mehr oder weniger lange und breite, im Zentrum ebenfalls dunkle, von einer hellglänzenden Kontur umgebene, schlangenartig gewundene bewegliche Fäden dar. Während nun bei den größeren und gröberen Spirochaeten diese „doppelte Kontur" deutlich bei Dunkelfeldbeleuchtung wahrnehmbar ist (s. Taf. III, Fig. 1), ist dies bei der feinen Spirochaete pallida nicht immer der Fall. Bei dieser wird oft der zarte feine Leib von den beiden seitlichen hellen Konturen überstrahlt, und so erscheint diese meist als ein gleichmäßig helles Gebilde (s. Taf. III, Fig. 2).

Was nun aber der Dunkelfeldbeleuchtung das große Übergewicht bei der Diagnose, und zwar besonders bei der Differentialdiagnose, über das gefärbte Präparat gibt, das ist die Möglichkeit, die Spirochaeten lebend beobachten und ihre Eigenart studieren zu können. Schon Schaudinn und Hoffmann haben betont, daß die lebende Spirochaete pallida sich durch ihre Zartheit und ihr geringes Lichtbrechungsvermögen vor den anderen ähnlichen Arten auszeichnet. Beide Autoren machten ebenfalls schon frühzeitig darauf aufmerksam, daß die Spirochaete pallida im frischen Präparat ganz eigenartige und charakteristische Lebensäußerungen zeigt. „Durch Rotation um die Längsachse und eigenartige pendelnde Beugebewegungen, welche sie von den lebhafteren, sich aalartig schlängelnden gröberen Spirochaeten leicht unterscheiden lassen, kann die Spirochaete pallida sich vor- und rückwärts bewegen, steht aber, wenn sie sich mit einem Ende an eine Zelle angeheftet hat, oft lange an demselben Orte still, während sie rotiert und leichte seitliche Bewegungen ausführt." (Hoffmann.)

Diese Beobachtungen wurden mit gewöhnlicher mikroskopischer Beleuchtung gemacht und konnten, da, wie wir oben gesehen haben, bei dieser alten Untersuchungsmethode die Auffindung der lebenden Spirochaete sehr schwierig war und überhaupt wohl nur dann gelang, wenn das Präparat viel Spirochaeten enthielt, in der ersten Zeit diagnostisch nur wenig herangezogen werden. Anders nach Einführung der Dunkelfeldbeleuchtung! Jetzt gelingt es leicht und mühelos, ein oder mehrere Präparate in kurzer Zeit auf die Anwesenheit von Spirochaeten durchzusehen, und auch der weniger geübte Diagnostiker wird, wenn er einmal die eigenartigen Lebensäußerungen der Pallida gesehen und sich eingeprägt hat, gerade und oft nur bei Dunkelfelduntersuchung diese stets von anderen, oft sehr ähnlichen Arten unterscheiden können.

Von den gröberen Spirochaetenarten (Taf. IV, Fig. 2), die in den zur Untersuchung gelangenden Präparaten mit vorhanden sein können, der kurzen dicken und plumpen Balanitisspirochaete oder der gröberen Mundspirochaeten, unterscheidet sich die Spirochaete pallida im Dunkelfeldpräparat ohne weiteres durch ihren charakteristischen Bau. Die Spirochaete pallida erscheint auch hier, wie im fiyxierten Färbepräparat, meist gerade gestreckt und zeichnet sich aus durch große Feinheit des Fadens und durch ihre zahlreichen, tiefen steilen und sehr regelmäßigen (korkzieherartigen) Windungen (Taf. IV, Fig. 1).

Von anderen feineren, als „Pseudopallidae" bekannten Spirochaetenarten läßt sich die Spirochaete pallida, wie bereits erwähnt, im Trockenpräparat oft nur mit Mühe, ja zuweilen gar nicht unterscheiden. Hier ist eine sichere Diagnose nur möglich, wenn wir die fragliche Spirochaetenart im lebenden Zustand und bei Dunkelbeleuchtung sehen können. Während sich alle anderen Spirochaetenarten viel lebhafter bewegen, mehr oder weniger aalartig durch die zelligen Bestandteile des Präparats sich hindurchwinden, an diese anprallen und sich schnell wieder losreißen, oft lebhafte, aber gleichartige seitliche Bewegungen ausführen, erscheint die Spirochaete pallida meist viel weniger lebhaft, in ständiger, flimmernder oder zitternder, schraubender Bewegung (Rotation um die eigene Achse). Meist ist sie gerade gestreckt oder leicht gekrümmt. Einzelne Exemplare zeigen jedoch zuweilen, besonders unmittelbar nach der Entnahme der Untersuchungsflüssigkeit, und wenn, was auch Beer bestätigt, diese aus tieferen Schichten syphilitischer Krankheitsformen, besonders aus Primäraffekten stammen, lebhaft schnellende seitliche Ausschläge beider Enden und ruckweises Krümmen und Strecken der Körpers[1]). Ein vielfach angenommener Unterschied zwischen der Spirochaete pallida und anderen ähnlichen Spirochaetenarten, nämlich daß erstere deutliche Geißeln besäße, während diese bei letzteren fehlten, besteht jedoch nicht. Weder die Spirochaete pallida noch die anderen Spirochaeten besitzen, wie man jetzt sicher weiß, Geißeln.

Erwähnen möchte ich noch, daß man in Präparaten, denen etwas Blut beigemischt ist, nicht selten außerordentlich feine, wellenartig flottierende, schwach lichtbrechende Fäden antrifft, die den weniger Geübten vielleicht einmal beunruhigen können. Wenn man weiß, daß es

---

[1]) Diese Beobachtung kann man übrigens nach meiner Erfahrung sehr oft an Spirochaeten machen, die, eben Krankheitsprodukten tierexperimenteller Syphilis entnommen, zur Untersuchung gelangen.

sich hier nur um Fibrinbildung handelt, und daß solche „Fibrinfäden" in frischen Blutpräparaten nach einiger Zeit stets auftreten, so wird jeder Irrtum ausgeschlossen werden können.

D. Diagnostische Bedeutung der Spirochaete pallida.

Die diagnostische Bedeutung der Spirochaete pallida ist nach den vorausgegangenen Ausführungen ohne weiteres klar. Da, wie wir gesehen haben, die Spirochaete pallida spezifisch für Syphilis ist, bzw. ihre Anwesenheit in irgendeinem Krankheitsprodukt mit absoluter Sicherheit für dessen syphilitische Natur spricht, und da ferner die Spirochaete pallida bei Beachtung ihrer charakteristischen morphologischen Eigenschaften von anderen, oft sehr ähnlichen, saprophytisch in denselben Krankheitsformen zuweilen vorkommenden Spirochaeten bei einiger Übung mit Bestimmtheit unterschieden werden kann, so wird es sich für den Praktiker im Zweifelsfalle der Diagnose vor allem darum handeln, den Nachweis der Spirochaete pallida zu führen. In erster Linie kommt dieser Nachweis der Spirochaete pallida in Betracht bei jungen, besonders extragenitalen Primäraffekten, die klinisch oft diagnostische Schwierigkeiten bieten, vor allem, wenn die charakteristischen Drüsenerkrankungen noch fehlen. Bei positivem Ausfall der diesbezüglichen Untersuchung ist es aber dann vielleicht auch möglich, durch Exzision die Krankheit zu kupieren und eine Allgemeininfektion zu verhindern oder aber möglichst rasch eine durchgreifende spezifische Behandlung zu beginnen. Zur Unterscheidung syphilitischer Papeln und Plaques von andersartigen Erosionen und Geschwüren (vor allem von solchen der Mundschleimhaut, Ulcus molle oder Herpes genitalis) oder zur Sicherung der Diagnose pustulöser Syphilide und papulöser oder bulböser Eruptionen Neugeborener wird der Nachweis der Spirochaete pallida von großem Werte und für die Diagnose von entscheidendem Einflusse sein. Auch bei latenter Syphilis kann durch die Untersuchung des Drüsenpunktionssaftes die sonst oft nicht mögliche Diagnose zuweilen gestellt werden. Der negative Ausfall der Untersuchung auf die Anwesenheit der Spirochaete pallida spricht allerdings nicht ohne weiteres gegen die syphilitische Natur der fraglichen Krankheitserscheinung. In den Fällen, die auch klinisch nur einen sehr geringen Verdacht auf deren syphilitische Natur bieten, kann jedoch eine häufig vorgenommene und stets negativ ausgefallene Untersuchung diesen Verdacht, daß keine Syphilis vorliegt, zur Gewißheit werden lassen; bei fraglicheren Fällen aber wird der Arzt hier nicht zu schnell eine endgültige Diagnose stellen dürfen, sondern noch das eventuelle Auftreten sekundärer Erscheinungen abwarten müssen.

Aber auch für den pathologischen Anatomen kann unter Umständen der Nachweis der Spirochaete pallida wichtig sein, wenn es beispielsweise gelingt, in fraglichen Gefäß- oder Lebererkrankungen (hier besonders bei kongenitalsyphilitischen Kindern und mazerierten Föten) Spirochaeten vom Typus der Pallida zu finden.

II. Die Serodiagnose der Syphilis.
(Wassermannsche Reaktion.)

Ehe ich zur Besprechung der Wassermannschen Reaktion und ihrer Technik übergehe, glaube ich zunächst ausführlicher einige Grundbegriffe der Serologie darlegen zu müssen. Denn gerade diesem Gebiete der ärztlichen Wissenschaft pflegt der Praktiker im allgemeinen etwas fremd gegenüberzustehen. Zum Verständnis einer biologischen Methode, wie es die Wassermannsche Reaktion ist, ist es aber notwendig, eine gewisse Kenntnis wenigstens der wichtigsten serologischen Gesetze und Anschauungen zu besitzen. Dann wird man auch ohne viel Mühe die umfangreiche spezielle Terminologie beherrschen und so leicht den späteren Ausführungen folgen können.

Jedes frische Serum enthält wie Nuttal, Buchner u. a. festgestellt haben, an und für sich schon bakterientötende, zellauflösende Kräfte, welche Buchner als Alexine bezeichnet hat. Die Alexine sind außerordentlich labile Körper; sie gehen außerhalb des Organismus rasch zugrunde und werden durch Erwärmen auf 55—60° zerstört. Das Blutserum von Tieren, die eine natürliche Infektion durchgemacht haben, oder die systematisch durch Einverleibung von Bakterien oder körperfremden Zellen vorbehandelt worden sind, kann dann aber, je nach der Art der Vorbehandlung, Schutzstoffe in verstärktem Maße enthalten. Die Wirkung eines solchen „Immunserums" ist nun nicht wie die der in jedem beliebigen Serum enthaltenen Alexine gegen verschiedenartige Zellen oder Bakterien gerichtet, sondern spezifisch, d. h. nur gegen das „Antigen" wirksam, welches zur Vorbehandlung gedient hat.

Diese bakteriziden, zellauflösenden „lytischen Immunsera" verhalten sich außerhalb des Tierkörpers ebenso wie die anderen Sera, d. h. sie verlieren bald ihre spezifische Kraft und werden durch Erwärmen auf 55—60° unwirksam. Durch Hinzufügen von frischem Normalserum aber können sie jederzeit ihre ursprüngliche, dem Normalserum überlegene Kraft wieder erhalten.

Bei dem Phänomen der Bakterien- oder Zellauflösung durch ein Immunserum, bei der Bakterio- oder Zytolyse, wirkt also eine Kraft, die aus zwei Komponenten besteht, einer thermostabilen, bei 60° haltbaren, und einer thermolabilen, die leicht außerhalb des Tierkörpers und durch Erwärmen zerstört wird. Erstere, die thermostabile Komponente, ist hauptsächlich im Immunserum, in geringerer Menge jedoch auch in jedem Normalserum vorhanden. Ihre Menge wird durch Überstehen einer natürlichen Infektion oder künstlich durch Vorbehandeln, durch Immunisieren, erheblich gesteigert. Letztere, die thermolabile, ist im Normalserum wie im Immunserum in gleicher Stärke vorhanden, wird also bei natürlicher oder künstlicher Immunität nicht vermehrt. Die stabilen Substanzen werden nach Ehrlich als Ambozeptoren oder nach Pfeiffer als Immunkörper bezeichnet. Die labilen stellen nach Buchner die Alexine, nach der Bezeichnung Ehrlichs die Komplemente dar. Unter Inaktivieren versteht man die Vernichtung der thermolabilen Komponente durch halbstündiges Erhitzen eines Immunserums bei 55—56°. Dadurch wird die bakterizide oder zytolytische Kraft dieses Serums aufgehoben. Sie tritt erst wieder in Wirkung bei Zusatz von frischem Komplement durch Normalserum, ein Vorgang, den man Reaktivieren nennt.

Durch natürliche Infektion oder auch durch künstliche Einverleibung von Antigen kann nun bei der Immunisierung noch eine Reihe von Antistoffen oder Antikörpern im Serum auftreten, wie die Antitoxine, Agglutinine, Präzipitine und Tropine (phagozytose befördernde Immunstoffe). Je nachdem der eine oder der andere Körper in dem Serum vorherrscht, spricht man von agglutinierenden, antitoxischen, präzipitierenden oder bakteriotropen Seren. Zwischen diesen und den lytischen Immunseris besteht aber insofern ein prinzipieller Unterschied, als zur Auslösung der auf der Wirkung dieser Antistoffe beruhenden Immunitätsreaktionen die Mitwirkung von Komplement nicht erforderlich ist.

Alle diese Reaktionen, die Giftbindung, die Agglutination, die Präzipitation, die spezifische Phagozytose können im Reagenzglas ohne Mitwirkung von Komplement zustandekommen. Ganz anders liegen die Verhältnisse bei der Bakterio- bzw. Zytolyse durch bakterizide, lytische Immunsera. Diese Vorgänge können sich nur unter Mitwirkung von Komplement abspielen.

Bringt man Bakterien oder Zellen mit einem inaktivierten lytischen Immunserum in vitro zusammen, so werden die Zellen oder die Bakterien nicht aufgelöst. Sie beladen sich aber mit dem auch im inaktivierten Immunserum ungeschwächt vorhandenen Ambozeptor. Durch diesen Vorgang werden sie vorbereitet, sensibilisiert, so daß nun zugefügtes frisches Komplement ihre Abtötung bzw. Auflösung bewirkt. Die eigentlich abtötende bzw. auflösende Kraft kommt bei dieser Reaktion also dem Komplement in Verbindung mit dem Ambozeptor zu.

Wie ich oben bereits erwähnt habe, enthält auch das normale Serum schon an und für sich Ambozeptoren, die gegen verschiedene Zellen und Bakterien gerichtet sein können. Ehrlich und seine Schule nehmen nun ebenso auch eine Vielheit der Komplemente an und unterscheiden zwischen einem bakteriolytischen und einem hämolytischen Komplement, während Bordet, Buchner und Gruber die Anschauung vertreten, daß das Komplement einer Tierart eine einheitliche Substanz sei.

Als Beweis für seine Behauptung von der Einheit der Komplemente stellte Bordet folgenden Versuch an: Er brachte eine Aufschwemmung von Choleravibrionen mit ihrem entsprechenden inaktivierten Immunserum und Komplement zusammen und setzte dieser Mischung einige Zeit später mit hämolytischem Ambozeptor beladene Blutkörperchen hinzu. Diese Blutkörperchen wurden nicht aufgelöst, da für die Hämolyse der sensibilisierten Blutkörperchen kein Komplement mehr vorhanden, sondern sämtliches verfügbare Komplement, auch das hämolytische, durch die Choleravibrionen und ihr Immunserum fixiert, abgelenkt worden war. Auf die theoretische Frage, ob durch diesen Versuch in der Tat die Einheit von bakteriolytischem und hämolytischem Komplement erwiesen ist, oder ob sich derselbe, wie von vielen Autoren angenommen wird, auch in anderer Weise deuten läßt, soll hier nicht eingegangen werden; weit wichtiger für uns ist die praktische Bedeutung dieser Versuche, nämlich die Entdeckung einer neuen Methode zum indirekten Nachweis spezifischer Antikörper. Diese beruht auf dem Phänomen der Komplementablenkung. Weiter gelang es Bordet und Gengou mit dieser Methode, bei welcher also Bakterienaufschwemmungen und zugehörige Antisera verwendet wurden, spezifische Ambozeptoren im Pest-, Schweinerotlauf-, Milzbrand-, Typhus-, Proteusserum und im Serum von Typhusrekonvaleszenten nachzuweisen. In ähnlicher Weise vermochte Gengou bald darauf auch in dem Serum von Tieren, die mit fremdem tierischen Eiweiß vorbehandelt worden waren, „Ambozeptoren" gegen diese Eiweißlösungen aufzufinden. Er fand nämlich, daß derartige Eiweißimmunsera mit den zur Vorbehandlung benutzten Eiweißsubstanzen nicht nur Präzipitation, sondern auch Komplementbindung geben. Unabhängig von Gengou gelangte Moreschi zu ähnlichen Resultaten, wobei er jedoch zunächst die komplementbindenden Antikörper nicht als Amboze pter ansah, sondern mit dem Präzipitin identifizierte. Die Frage des ursächlichen Zusammenhanges zwischen der Präzipitation und der Komplementbindung ist jedoch zurzeit noch nicht geklärt. Neißer und Sachs verwerteten nun diese Ergebnisse der Gengou - Moreschischen Veröffentlichungen praktisch, und zwar in forensischer Hinsicht zur Identifizierung der verschiedenen Eiweißarten. Beide Autoren zeigten, daß, wenn eine Lösung von unbekanntem Eiweiß mit verschiedenen bekannten Antieiweißseris und Komplement zusammengebracht wird und mit einem dieser Antiseren Komplementbindung gibt, damit die Art des unbekannten Eiweißes der Lösung bestimmt ist. Hatte die Eiweißlösung z. B. mit Anti-Menscheneiweiß-Serum Komplementbindung gegeben, so handelte es sich bei dem fraglichen Eiweiß der Lösung um Menscheneiweiß.

Analog der Anwendung der Komplementablenkungsmethode zur Unterscheidung von Eiweißarten, kann man sie auch verwenden zum Nachweis von entsprechendem Antigen

(Bakterien) bei bekanntem Immunserum oder bei bekannten Antigenen zum Nachweis von ihnen entsprechenden Antistoffen in einzelnen Seris, wie dies auch bei den verschiedensten Infektionskrankheiten zu diagnostischen Zwecken bereits geschehen ist. Durch Wassermann und seine Mitarbeiter wurde bald ein neues Gebiet für die praktische Ausnützung der Komplementablenkung erschlossen durch die Verwendung von gelösten Extrakten aus erkrankten Organen als Antigen.

Wassermann und Bruck zeigten zunächst, daß man mittels dieser Methode unter Benutzung von Extrakten aus tuberkulösen Organen, im Serum von tuberkulösen Patienten, wenn eine Behandlung mit Tuberkulin vorhergegangen war, komplementbindende Antikörper (Antituberkulin) feststellen könne.

Von der Überlegung ausgehend, daß man auf diese Weise Antigen auch im kranken Organismus nachweisen bzw. Organextrakte als Antigene benutzen könne, versuchten Wassermann und Bruck die Komplementbindungsreaktion auch für die Diagnose von Krankheiten mit nicht züchtbaren Erregern zu verwenden. An Stelle der Bakterienextrakte brauchte man dann nur einen Organextrakt, in dem die Anwesenheit von Antigen vermutet werden konnte, zu verwenden. Wassermann, Neißer und Bruck fanden auf diese Weise Anfang 1906, daß im Serum von Affen, die mit Extrakten syphilitischer Organe vorbehandelt worden waren, Substanzen vorhanden seien, die mit syphilitischen Extrakten Komplementbindung ergäben. Wassermann, Neißer, Bruck und später Schucht stellten dann fest, daß auch im Serum von syphilitischen Menschen derartige Substanzen vorhanden sein müßten, da Extrakt aus luetischen Organen mit derartigen Seris oder mit der Cerebrospinalflüssigkeit von Syphilitikern Komplementbindung bewirkte. Obwohl ursprünglich von den Entdeckern selbst mit größter Reserve beurteilt, hat sich doch diese Reaktion im Laufe der Zeit als eine äußerst brauchbare und wertvolle Methode zur Diagnose der Syphilis erwiesen.

Wesen der Wassermann-Neißer-Bruckschen Reaktion.

Wie wir eben gesehen haben, verwandten Wassermann, Neißer und Bruck, da der Syphiliserreger nicht in Reinkultur zu erlangen war, Extrakte aus sicher syphilitischen Organen, und insbesondere solche, die erfahrungsgemäß am meisten Spirochaeten enthielten (Primäraffekte, Papeln und Organe hereditär-syphilitischer Föten). Sie nahmen an, daß dann der Extrakt aus diesen Organen außer den normalen Organsubstanzen notwendigerweise auch ein spezifisches Antigen enthalten müsse. Wassermann erklärte sich deshalb das Zustandekommen dieser Reaktion damit, daß die Substanzen, die sich im Blutserum der Syphilitiker finden und mit den Extrakten syphilitischer Organe Komplement fixieren, **Antikörper gegen ein für Syphilis charakteristisches Antigen darstellten**, das in den syphilitischen Organen enthalten sei. Weitere Untersuchungen von Marie und Levaditi, Weygand, Meier, Weil und Braun, Landsteiner, Müller und Pötzl, Michaelis und Fleischmann zeigten indessen, daß **auch sowohl wäßrige wie alkoholische Extrakte aus normalen menschlichen und tierischen Organen** diese Komplementablenkung mit Luetikerseren ergaben. Ferner stellten Wassermann und seine Mitarbeiter (Meier und Porges) und andere Autoren fest, daß Luetikersera **die Fähigkeit besitzen, Lezithinemulsionen auszuflocken.** Auf Grund dieser Ergebnisse und Erfahrungen zog Wassermann die Möglichkeit in Betracht, daß es sich bei den spezifischen Substanzen des Luetikerserums **um ein Toxin handle, das sich mit dem Lezithin verbinde, wobei eine kolloidale Substanz mit besonderer Avidität für Komplement entstehe.**

Im Laufe der Zeit stellte sich aber nun heraus, daß die Komplementbindungsreaktionen mit Extrakten aus luetischen und normalen Organen keineswegs absolut gleiche Resultate liefern. Wassermann und seine Mitarbeiter sowie Händel und Schulz empfahlen daher, nur Luesextrakte zur Syphilisreaktion zu verwenden, da diese nach ihren Erfahrungen doch mit einem spezifischen Serum zuverlässigere Resultate gäben. Wassermann ist nun der Ansicht, daß es sich bei dem Antigen um eine Verbindung von Lipoiden mit ganz geringen Mengen von den Eiweißkörpern nahestehenden Substanzen handle. Es erscheint ihm als das wahrscheinlichste, daß in einem Extrakt aus syphilitischen Organen **neben den nicht spezifischen Lipoiden auch ganz geringe Mengen spezifische, nur im luetischen Organismus** vorkommende eigene Substanzen enthalten seien, die jedoch für die absolute Zuverlässigkeit der Reaktion eine Rolle spielen. Übrigens betrachtet, im Gegensatz zu den Anschauungen Wassermanns und seiner Schule, eine Anzahl von Forschern die Wassermannsche Reaktion auf Grund ihrer einschlägigen Untersuchungsergebnisse nicht als eine typische Immunitätsreaktion, erklärt sie als biologisch nicht spezifisch, sondern faßt sie als eine Reaktion auf, bei der in erster Linie physikalischchemische Momente mitspielen. Nach P. Ehrlich ist die Wassermannsche Reaktion im letzten Grunde eine Reaktion des Organismus auf den zur Resorption gelangten Inhalt (Stoffwechselprodukte, Endotoxine) der Spirochaeten. Citron u. a. nehmen an. daß sie auf das Vorhandensein von Antikörpern gegen Stoffe des eigenen Organismus beruhe. Auf diese rein theoretischen Streitfragen weiter einzugehen, liegt nicht im Rahmen meiner Aufgabe; es möge genügen, zu erwähnen, daß eine einheitliche Erklärung des Wesens dieser Reaktion auch heute noch nicht besteht.

Technik der Wassermannschen Reaktion im allgemeinen.

Nach den ursprünglichen Angaben von Wassermann, Neißer und Bruck wird diese Komplementbindungsreaktion in der Weise angestellt, daß man inaktiviertes Luetikerserum und wäßrigen Extrakt aus einer hereditär-luetischen Leber mit einem hämolytischen System zusammenbringt, wobei normales Meerschweinchenserum als Komplement dient.

Zur Ausführung dieser Reaktion benötigen wir also folgende fünf Komponenten:
1. Luesserum bzw. das Serum des zu untersuchenden Patienten, welches durch Erhitzen auf 55° seines Komplementes beraubt, also inaktiviert worden ist (Antikörper)[1]).
2. Extrakt aus sicher syphilitischen Organen (Antigen)[1]).

---

[1]) Zum besseren Verständnis halte ich hier an Bezeichnungen fest, die auf der ursprünglichen Annahme von dem Wesen der Wassermannschen Reaktion beruhen. Es haben sich diese nicht ganz zutreffenden Benennungen aber in der Literatur und in der Praxis bereits so eingebürgert, daß Änderungen wohl nur Verwirrung anrichten würden.

3. **Komplement**, am besten normales Meerschweinchenserum.
4. **Blutkörperchen** eines Tieres, in der Regel Hammelblutkörperchen.
5. **Inaktives Serum** (Immunserum) eines mit diesen Blutkörperchen vorbehandelten Kaninchens (**hämolytischer Ambozeptor**).

Die letzten drei Komponenten bilden eine gegebene Größe; man nennt sie das **hämolytische System**.

Herstellung der Reagentien.

Grundbedingung für die richtige Ausführung der Wassermannschen Reaktion ist die Herstellung und Gewinnung brauchbarer Reagentien. Wie dies in sachgemäßer Weise zu geschehen hat, will ich im folgenden anführen.

A. Extrakt und Extraktbereitung.
a) Wäßrige Extrakte.

1. Methode von Wassermann.

Die Leber eines hereditär-syphilitischen Fötus wird gewogen und mit der Schere möglichst fein zerschnitten. Diese Organstückchen bringt man nun in eine dunkelfarbige Flasche und gibt auf 1 g Organsubstanz 4 ccm physiologischer (0,85 proz.) Kochsalzlösung, der man 0,5 % Phenol zugesetzt hat. Die gut verschlossene Flasche wird dann im Schüttelapparat 24 Stunden lang möglichst intensiv geschüttelt. Hierauf werden durch leichtes Zentrifugieren die gröberen Organstückchen entfernt und die über dem Zentrifugat stehende rotbraune opaleszierende Flüssigkeit in eine dunkle Flasche abgegossen. Diese Flasche wird mit einem Gummistopfen verschlossen im Eisschrank (nicht im Frigo) aufbewahrt.

Wassermann und seine Mitarbeiter verlangen von diesen Extrakten, daß sie möglichst klar und nicht zu alt sein müssen. Trübe Extrakte geben schlechte Resultate, und ältere Extrakte werden leicht unbrauchbar.

2. Methode von Michaelis.

Die Leber eines hereditär-syphilitischen Fötus, die im gefrorenen Zustand beliebig lange aufgehoben werden kann, wird einige Tage vor Anstellung des Versuchs verarbeitet. Zu diesem Zwecke wird 1 Teil Leber unter Zusatz von etwas Seesand im Mörser gründlich verrieben und dann mit 5 Teilen physiologischer Kochsalzlösung und ½ Teil 5 proz. Karbolsäurelösung mehrere Stunden lang im Schüttelapparat behandelt. Dann bleibt die ganze Mischung noch etwa 4 Tage oder länger im Eisschranke (aber nicht unter 0°) sich selbst überlassen. So wird der Extrakt auch weiterhin, ohne daß er zentrifugiert oder filtriert wird, aufbewahrt. Für den Gebrauch werden dann nach Bedarf kleine Mengen durch scharfes Zentrifugieren geklärt und stellen so, im gebrauchsfertigen Zustande, eine opaleszierende, aber von sichtbaren Inhomogenitäten freie Flüssigkeit dar.

3. Methode nach Levaditi.

Die frisch zerkleinerte Leber eines syphilitischen Fötus wird im Vakuum über $CaCl_2$ und H_2SO_4 getrocknet und dann im sterilen Mörser pulverisiert. Zum Gebrauch wird 1 Teil des Pulvers mit 30 Teilen Kochsalzlösung verrieben. Dies Gemenge bleibt 12 Stunden im Eisschrank stehen und wird dann längere Zeit zentrifugiert. Die über dem Zentrifugat stehende Flüssigkeit wird benutzt.

4. Methode nach Marie und Levaditi.

Die Leber hereditär-syphilitischer Föten wird zu einem feinen Brei zerrieben und dieser im Vakuum zu einem Pulver eingetrocknet. Aus dem gut haltbaren Pulver stellt man sich bei Bedarf durch Zusatz von physiologischer Kochsalzlösung im Verhältnis 1 : 4 und durch nachheriges 24 stündiges Extrahieren einen Extrakt her, der durch Zentrifugieren geklärt wird.

Als Ersatz der nicht immer leicht zu beschaffenden luetischen fötalen Leber schlagen Weil und Landsteiner wäßrige Extrakte aus malignen Tumoren, Landsteiner auch solche aus normaler Meerschweinchenleber vor; Weil und Braun endlich verwenden auch solche aus normalen Menschenorganen in 2—3 mal größerer Dosis. Aus den Angaben und Nachprüfungen von Bruck, Plaut und Fr. Lesser geht jedoch die vollkommene Unbrauchbarkeit solcher wäßrigen Extrakte aus normalen Organen klar hervor.

Wie schon erwähnt, weisen Wassermann und seine Mitarbeiter darauf hin, daß die wäßrigen Extrakte nicht sehr haltbar sind, sondern sich in kurzer Zeit ändern. Auch Schmidt,

Tschernogubow und andere sind derselben Meinung, während Meyer und Citron dies nicht gefunden haben. Citron behauptet, daß diese Extrakte beim Innehalten bestimmter Konservierungsregeln bis zum letzten Tropfen in unverminderter Stärke brauchbar seien. Beim Stehen im Eisschrank bilden sich nämlich in allen wäßrigen Extrakten Niederschläge. Dieser Bodensatz soll nun beim Gebrauch möglichst nicht aufgeschüttelt werden. Deshalb gieße oder besser pipettiere man sich stets das für die Untersuchung nötige Quantum von oben ab und stelle die Flasche sofort wieder in den Eisschrank. Nach den Mitteilungen verschiedener Autoren ist jedoch auch ein trüber wäßriger Extrakt aus luetischer Fötalleber brauchbar. Auch nach meinen Erfahrungen, die ich in der ersten Zeit fast ausschließlich mit wäßrigen Extrakten aus luetischer Fötalleber (nach der Wassermannschen Methode hergestellt) gemacht habe, besteht kein Unterschied zwischen trüben und klaren Extrakten. Selbst nach Monaten ändert sich der wäßrige Extrakt nicht wesentlich, auch wenn bei seiner Verwendung die Citronschen Vorschriften nicht so exakt beobachtet werden.

b) Alkoholische Extrakte.

Nachdem man erkannt und erprobt hat, daß alkoholische Extrakte aus syphilitischen Lebern mit wäßrigen Auszügen aus dem gleichen Organ nicht nur vollkommen übereinstimmende, sondern sogar genauere Resultate ergäben, und daß diese sowohl in der Herstellung einfacher wie in der Haltbarkeit dauernder wären, verwendet man jetzt fast allgemein alkoholische Extrakte als Stammlösungen in der Praxis. Nur Plaut, Ludwig Meier und einige wenige andere erklären diese für minderwertig und geben jenen, den wäßrigen Extrakten, den Vorzug.

1. *Methode von Porges und Meyer.*

Fötale normale oder syphilitische Leber wird vom Bindegewebe befreit, in einer Fleischhackmaschine zermahlen, der Leberbrei hierauf mit der 5 fachen Gewichtsdosis absoluten Alkohols gut durchgerührt, 24 Stunden stehen gelassen und hierauf durch ein Papierfilter filtriert. Es bleibt dann eine salbenartige Masse zurück, welche mit der 100 fachen Gewichtsmenge von physiologischer Kochsalzlösung verrieben und so lange kräftig geschüttelt wird, bis eine homogene Suspension resultiert. Zur Konservierung kann man 0,5 proz. Karbolsäure hinzufügen. Als geeignete Gebrauchsdosis erwies sich 0,2 bis 0,3 ccm einer 1 proz. Stammlösung.

2. *Methode von Michaelis und Lesser.*

Die zerkleinerte syphilitische oder normale Leber von Föten wird im Mörser verrieben und dieser Brei unter Zugabe von Glasperlen mit der zehnfachen Menge absoluten Alkohols mehrere Stunden lang geschüttelt. Nach 24 Stunden wird die klare Flüssigkeit vom Niederschlag abpipettiert und als Stammlösung im Eisschrank aufbewahrt. Für die Reaktion selbst benutzt man eine jedesmal frisch hergestellte Verdünnung der Stammlösung mit 4 Teilen physiologischer Kochsalzlösung.

3. *Methode von Bauer.*

10 g einer fötalen luetischen Leber werden im Mörser möglichst fein zerrieben, 100 ccm 96 proz. Alkohols hinzugefügt, über Nacht geschüttelt und danach zentrifugiert. Der klare Abguß dient als Stammlösung und wird kühl aufbewahrt. Es empfiehlt sich, den so gewonnenen alkoholischen Leberextrakt erst ca. 14 Tage vor dem Gebrauche stehen zu lassen, da die Wirksamkeit des Extraktes besonders in der ersten Zeit zunimmt. Zur Anstellung der Reaktion bedarf man einer Verdünnung in physiologischer Kochsalzlösung (0,85 proz.), die genau austitriert werden muß.

4. *Methode von Tschernogubow.*

Verwandt wird pulverisierte, gesunde Leber; 0,5 g des Leberpulvers werden 15—20 Stunden lang mit 25 ccm 95 proz. Alkohols extrahiert. Zum Versuche verwendet man den Extrakt im Verhältnisse 1 : 5 (mit physiologischer Kochsalzlösung verdünnt) und 0,5—1,0 ccm dieser Verdünnung.

5. *Methode von Landsteiner, Müller und Poetzl.*

Man zerreibt die von Blut und Fett befreiten zerkleinerten Meerschweinchenherzen in einer Reibschale und extrahiert 1 g des Breies mit 50 ccm 95 proz. Alkohols bei mehrstündigem Erwärmen bei 60°. Hierauf filtriert man durch Papier. Das Filtrat wird bei Zimmertemperatur aufbewahrt.

6. Methode nach Taege.

Die Leber eines syphilitischen Fötus wird ganz fein zerhackt oder in der Fleischhackmaschine zerkleinert, der Brei gewogen und mit der vierfachen Menge absoluten Alkohols in einem Kolben vermischt. Das Gefäß bleibt 24 Stunden im Zimmer stehen, oder es kommt in den Schüttelapparat und wird über Nacht geschüttelt. Dann wird filtriert und das Filtrat in einer flachen Schale im Vakuumapparat bei 40° C und 60 mm Hg-Druck zu einer Art Salbe eingedickt. Ein Gramm dieser Salbe wird in 100 ccm 0,85 proz. NaCl-Lösung fein aufgeschwemmt und 24 Stunden lang im Schüttelapparat geschüttelt. Man erhält dabei eine milchartige Emulsion, die im Eisschrank aufbewahrt wird, wobei man zur Erhöhung der Haltbarkeit 0,3 proz. Karbolsäure hinzufügen kann.

Will man die Einengung im Vakuum vermeiden, so kann man auch einen Teil der zerkleinerten Leber mit 10 Teilen Alcohol absol. versetzen und mit einigen Glasperlen 24 Stunden schütteln. Das Filtrat ist der fertige Extrakt.

Zum Gemisch wird ein Teil dieses Extraktes mit 3 Teilen Kochsalzlösung gemischt (nach Müller).

Sehr gut hat sich mir ein alkoholischer Leberextrakt bewährt, der auf folgende Weise hergestellt wird:

Die ganze Leber eines hereditär-luetischen Kindes oder Fötus wird durch die Fleischhackmaschine getrieben und die zerkleinerte Masse gewogen. In einer großen Reibeschale wird nun dieser Leberbrei mit Seesand intensiv verrieben und dann dieses Gemenge in einen größeren Kochkolben geschüttelt. Nach Zugießen von 96 proz. Alkohol (auf 1 g Lebersubstanz 20—30 ccm Alkohol) wird die ganze Mischung 2 Stunden in den Brutschrank bei 37° gestellt, wobei diese Mischung öfter umgeschüttelt wird. Hierauf wird die Flasche 24 Stunden lang auf den Eisschrank gestellt und dann die vollkommen klare, über dem Niederschlag stehende Flüssigkeit vorsichtig abgegossen. Sie dient als Stammlösung und wird im Eisschrank aufbewahrt. Vor dem Einsetzen in den Brutschrank kann das Gemisch auch 1 bis 2 Stunden im Schüttelapparat geschüttelt werden.

Wie aus dem vorhergehenden ersichtlich ist, empfehlen einige Autoren auf Grund eigener günstiger Erfahrungen auch den Gebrauch von Extrakten aus Organen ganz gesunder Tiere. Schatiloff und Isabolinsky haben nun ausführliche Untersuchungen angestellt über die Bindungskraft der verschiedenen Extrakte (wäßriger und alkoholischer) aus Organen normaler Tiere und Menschen und die Ergebnisse verglichen mit den Resultaten, die auf gleiche Weise hergestellte Extrakte aus der Leber verschiedener luetischer Föten gaben. Von den Extrakten aus normalen Organen verschiedener Tiere zeigten nur alkoholische Extrakte von Meerschweinchenherzen zwar ein schwächeres Bindungsvermögen wie alkoholische Extrakte aus syphilitischer Leber, waren aber nach ihren Resultaten trotzdem für die diagnostische Untersuchung brauchbar. In der Wirksamkeit des Extraktes aus den einzelnen Organen verschiedener Tierarten zeigten sich folgende Abstufungen: Fast gleichwertige Resultate wie Extrakte aus syphilitischer Leber geben Extrakte aus Meerschweinchenherz. Extrakte aus Meerschweinchenleber zeigen eine geringere Wirksamkeit, während Niere und Milz am schwächsten wirken. Bei Kaninchen zeigen Leberextrakte eine bessere Wirkung als Extrakte von Herz, Niere und Milz, immerhin ist aber ihre Wirkung eine viel geringere als diejenige der Extrakte von Meerschweinchenherzen. Extrakte aus Ochsenherzen geben ebenfalls gute Resultate, jedoch nicht in gleichem Maße wie Extrakte aus Meerschweinchenherzen. Bei Katzen zeigen sich die Nierenextrakte am wirksamsten. Von menschlichen normalen Organen erwiesen sich Leberextrakte als die brauchbarsten.

Auch Mc. Kenzie stellte in ähnlicher Weise vergleichende Prüfungen von Extrakten verschiedener Herkunft an und zeigte, daß die alkoholischen Extrakte von Leber, Niere, Muskel, Nebenniere und Galle von Mensch und Ochse sich als brauchbar erweisen können. Am ausgesprochensten war aber die Ablenkung mit dem alkoholischen Extrakt der syphilitischen Leber.

Eine weitgehende Übereinstimmung in der Wirksamkeit von Lues- und Normalextrakten haben ferner Fritz Lesser, Bauer und Meier und Tschernogubow gefunden; aber auch sie geben im allgemeinen dem luetischen Leberextrakt den Vorzug.

Nach den fast allgemein übereinstimmenden Angaben zahlreicher Autoren (u. a. Wassermann selbst, Mühsam, Rolly, Händel und Schulz, Meyer und Lüdke, Plaut, Bruck) und auch nach meinen eigenen Erfahrungen darf man wohl annehmen, daß Luesextrakte stets denen aus normalen Organen vorzuziehen sind. Nach der Ansicht der meisten dieser Autoren bietet aber auch der alkoholische Extrakt aus der Leber eines hereditär-luetischen Fötus oder Kindes als Stammlösung nicht nur einen vollkommenen Ersatz für die ursprünglich von Wassermann und seinen Mitarbeitern angegebenen Auszüge mit physiologischer Kochsalzlösung, sondern übertrifft diese noch an spezifischer Wirkung.

Bei seinem Gebrauche sind allerdings einige wichtige Vorschriften für den Praktiker zu beachten.

1. Der alkoholische Extrakt muß vor allem möglichst klar sein, da nach Sachs und Rondoni und nach Mc. Kenzie eine trübe Organemulsion mit Luesserum viel mehr Komplement ablenkt (zweimal so viel) als eine klare Emulsion, obgleich beide dieselben Mengen von alkoholischem Organextrakt enthalten.

2. Man muß die entsprechende Extraktverdünnung möglichst schnell verbrauchen oder bei längerem Stehen öfter gut umschütteln. Die alkoholische Stammlösung gibt bekanntlich, mit physiologischer Kochsalzlösung verdünnt, eine leicht milchige Flüssigkeit. Läßt man diese nun einige Zeit stehen, so setzt sich ein flockiger Niederschlag ab. Nach Michaelis und Lesser ist nun die darüber stehende klare Flüssigkeit wirkungslos und wird erst wieder brauchbar, wenn man die Flüssigkeit gut durchschüttelt.

3. Nach Untersuchungen von Sachs und Rondoni ist es keineswegs gleichgültig, wie man die Verdünnung der alkoholischen Stammlösung mit physiologischer Kochsalzlösung vornimmt. Der alkoholische Extrakt muß stets möglichst gleichmäßig und rasch mit der Kochsalzlösung verdünnt werden, da sonst Schwankungen in der Wirksamkeit ein und des selben Extraktes vorkommen können. Setzt man nämlich zu der abgemessenen Menge des alkoholischen Stammextraktes die zur 4—6 fachen Verdünnung erforderliche Quantität physiologischer Kochsalzlösung „fraktioniert" unter ständigem Schütteln des Gemisches hinzu, so resultiert eine weit mehr dicht-milchig getrübte Emulsion als bei raschem Mischen der gleichen Mengen von Extrakt und Kochsalzlösung. Die fraktioniert hergestellten Verdünnungen können aber oft eine sehr erhebliche Verstärkung der Reaktion bewirken, ja unter Umständen dadurch, daß sie schon an und für sich antikomplementär wirken, für die Praxis ungeeignet werden.

Wie sich aus meinen Ausführungen ergibt, ist für einen wirklich brauchbaren und zuverlässigen (alkoholischen oder wässerigen) Extrakt die Beschaffung eines geeigneten Ausgangsmaterials, die Leber eines hereditär-syphilitischen Fötus oder Kindes notwendig. Man mache es sich zur Regel, zur Bereitung von Extrakten nur wirklich luetische Lebern zu verwenden. Diese Grundforderung wird am leichtesten erfüllt, wenn es uns gelingt, in einer zum Gebrauch vorgesehenen Leber, respektive in dem durch Ausquetschen eines Stückchens gewonnenen Organsaft, die Spirochaete pallida im Dunkelfeld oder im gefärbten Ausstrich-Trockenpräparat nachzuweisen. Dies ist aber nicht immer möglich und macht zuweilen viel Mühe. Am gegebensten und leichtesten wäre der Nachweis von Spirochaeten in Schnitten dieser Leber nach der Versilberungsmethode von Levaditi. Da aber die Leber möglichst frisch verarbeitet werden soll und muß, und da dieser Nachweis mehrere Tage in Anspruch nimmt, so müssen in solchen Fällen die allgemeinen und die pathologischen Kenntnisse zur Diagnose der hereditären Lues herangezogen werden[1]). Schon die Anamnese kann uns einigermaßen Gewißheit bringen, daß die fragliche Leber von einem syphilitischen Kinde stammt. Ist der Vater oder die Mutter luetisch erkrankt gewesen, und bestanden vielleicht noch während der Schwangerschaft Symptome manifester Lues? Handelt es sich um eine vorzeitige Unterbrechung der Schwangerschaft oder um ein totgeborenes oder kurz nach der Entbindung gestorbenes Kind? War die Placenta auffallend groß und schwer, auf dem Durchschnitt derbe, mit verdickten Zotten versehen? Gesichert ist die Diagnose der Lues und damit die luetische Erkennung einer Leber gegeben, wenn der Fötus oder das Kind selbst sichere Zeichen einer bestehenden Syphilis aufweist, wie makulöse, papulöse oder pustulös-bullöse Syphilide auf der Haut oder typische syphilitische Erkrankungen der Ossifikationslinie der langen Röhrenknochen. (Die normalerweise saumartige, schmale Knorpelknochengrenzschicht erscheint dann abnorm verbreitert und unregelmäßig gezackt.) Aber auch die vergrößerte Leber selbst kann durch eine fahlgelbe, an die Farbe des Feuersteins erinnernde Färbung, durch eine derbe Konsistenz und durch das Fehlen der lobulären Zeichnung auf der Schnittfläche die Diagnose einer kongenitalen Lues sichern.

---

[1]) Die Versilberung eines Stückchens jeder zur Extraktbereitung verwendeten Leber nach Levaditi empfiehlt sich übrigens stets zur nachherigen Kontrolle. Nach meiner Erfahrung und nach der anderer Autoren ist es jedoch für die Güte des Extraktes gleichgültig, ob mehr oder weniger reichlich Spirochaeten in der Leber vorhanden sind.

c) **Künstliche, chemische Antigene.**

Wie wir bereits gesehen haben, hat sich bei der schwierigen Beschaffung luetischer Föten das Bedürfnis nach Extrakten gezeigt, die von einer derartigen Forderung unabhängig wären, aber gleichzeitig dasselbe leisteten wie jene luetischen Extrakte. Neben den Versuchen, ein wirksames Ersatzantigen aus normalen Organen herzustellen, wollte man ein solches künstlich, auf chemischem Wege, erzielen. Mit folgenden Präparaten hatte man anfänglich auch scheinbar gute Erfolge; gegenwärtig werden aber derartige künstliche bzw. chemische Antigene in der Praxis nicht mehr verwendet.

1. Sachs und Altmann konnten mit Seifen und insbesondere mit dem oleinsauren Natron dieselbe spezifische Wirkung wie mit wäßrigem oder alkoholischen Extrakt erhalten.

2. Fleischmann erzielte eine ausgesprochene Komplementbindung mit luetischen Seris (und keine mit Normalseris) mit 0,5 proz. Lösungen von Cholestearin (0,5 g Cholestearin wurden in etwas heißem Alkohol gelöst und in 100 ccm physiologischer Kochsalzlösung gegossen) sowie mit amerikanischem Vaselin (1 g Vaselin. americ. wurde in 30 ccm Äther gelöst, 1 ccm der Lösung mit absolutem Alkohol 10 fach verdünnt und die ätherischer Lösung in 30 ccm physiologisch-alkoholische Kochsalzlösung gegossen).

3. Levaditi und Yamanuchi verwendeten gallensaure Salze, insbesondere das glykocholsaure und das taurocholsaure Natron.

4. Schürmann empfiehlt einen künstlichen Extrakt, der vor den natürlichen alkoholischen Extrakten den Vorzug großer Haltbarkeit haben soll:

Lecithin . . . . . 0,3 \
Natr. glyc. phosph. 0,3 } hiervon 20,0, dazu 20,0 vanadinsaures Ammon.
Alcohol . . . . . 0,3 /

Am besten war zur Anstellung der Reaktion ein Extrakt geeignet, der auch Milchsäure enthielt:
Lecithin. 0,3 : 50,0 Alcohol. abs.
Natr. glyc. phosph. 0,3 in 5 ccm physiol. Kochsalzlösung.
Von dieser Mischung 30 ccm. Dazu wurden angesetzt:
5 ccm Acid. lact. 1 : 10 000 und
10,0 vanadinsaures Ammon (1 proz.).

Die Anwesenheit von vanadinsaurem Ammonium ist notwendig, da beim Fehlen desselben der Extrakt keine spezifische Reaktion gibt.

5. Sachs und Rondoni fanden, daß das Lezithin die hämolytische Wirkung der Seifen aufhebt oder doch vermindert, und daß Ölsäure die hämolytische Wirkung des Seife-Lezithingemisches und ihre antikomplementäre Wirkung verstärkt.

Sie haben aus
oleinsaurem Natrium (Kahlbaum - Berlin),
Lecithin (000): (Merck - Darmstadt) und
Oleinsäure (Marke „Kahlbaum", Kahlbaum - Berlin)
folgende Gemische hergestellt:

Gemisch A:

Es werden je 300 ccm 1 proz. Lezithin und 1 proz. oleinsaures Natrium mit Alkohol bereitet. Die Mischung beider Lösungen wird filtriert. Vom Filtrat werden 500 ccm abgemessen und mit 500 ccm Alkohol gemischt. In diese Lösung werden 0,75 ccm Oleinsäure mittels Pipette geblasen (genau abgemessen; Pipette öfter durchspülen!), so daß der Oleinsäuregehalt $0,75^0/_{00}$ beträgt.

Gemisch B:

Je 150 ccm 1 proz. Lezithin und 1 proz. oleinsaures Natrium werden mit Alkohol hergestellt. Von dem Filtrat der Mischung beider Lösungen werden 200 ccm mit 800 ccm Alkohol verdünnt. Der resultierenden Lösung werden 1,5 ccm Oleinsäure zugesetzt, so daß die Konzentration $1,5^0/_{00}$ beträgt.

Es wird von den Autoren ausdrücklich betont, nur die oben angeführten Marken der Präparate zu verwenden.

Zur Anstellung der Reaktion wird die 5 fache Verdünnung der Gemische in physiologischer Kochsalzlösung verwendet. Dieselbe wird fraktioniert angefertigt: In eine Flasche oder in ein Reagensglas werden etwa 2 ccm der alkoholischen Stammlösung gefüllt und aus einer Pipette unter ständigem Schütteln 8 ccm physiologischer Kochsalzlösung tropfenweise zugesetzt. Am besten hat sich für die Autoren das Gemisch B bewährt. Die bisher von anderen Autoren mit diesen künstlichen Gemischen gemachten Erfahrungen sind sehr widersprechend. Facchini, Rajchman und Szymanowski, Borodenko, Isabolinsky verhalten sich ablehnend, während Eisenberg und Nisch günstige Resultate damit erzielten. Nach Heßberg gibt auch palmitin- und stearinsaures Natron dieselben Resultate wie das oleinsaure Na.

Erwähnen möchte ich hier noch, daß sich mir ein von Dr. Kirstein in den Handel gebachtes und vielfach mit guten Erfolgen (Bruck, Blaschko, L. Meyer) angewandtes künstliches Antigen nur wenig bewährt hat.

Nach den Untersuchungen von Uhlenhuth und Verfasser gibt übrigens ein aus Hodensyphilomen, die bekanntlich Spirochaetae pallidae geradezu in Reinkultur enthalten, hergestellter alkoholischer oder wässeriger Extrakt keine irgendwie brauchbaren Resultate.

Allgemeine Eigenschaften eines brauchbaren Extraktes.

Gute, in jeder Hinsicht brauchbare Extrakte, seien es nun natürliche, aus syphilitischen oder normalen Organen gewonnene,

oder künstliche, müssen außer den schon oben genannten speziellen Anforderungen stets folgenden Bedingungen gerecht werden:
1. 0,2 ccm (ev. auch 0,3) Extrakt müssen mit 0,2 und 0,1 ccm sicher luetischen Serums komplette Hemmung der Hämolyse geben.
2. Dieselbe Extraktmenge darf mit 0,2 und 0,1 ccm normalen menschlichen Serums nicht hemmen.
3. Diese und möglichst auch die doppelte Extraktmenge darf auch für sich allein keine Hemmung geben, widrigenfalls der Extrakt zu verdünnen ist, aber nur so weit, daß die Bedingungen 1 und 2 noch erfüllt bleiben.
4. Jeder Extrakt muß, bevor er praktisch verwendet wird, an zahlreichen Seren und Extrakten geprüft werden, deren Reaktion bzw. Brauchbarkeit schon bekannt ist.

Bruck verlangt, daß ein neuer Extrakt, ehe er zum Versuch herangezogen wird, in den Dosen von 0,2—0,3 ccm an mindestens 40 luetischen und 40 normalen, vorher mit anderen Extrakten schon geprüften Seren erprobt werde. Erst wenn sich der Extrakt hierbei als brauchbar erwiesen habe, könnten die Resultate mit demselben als beweisend angesehen werden. Kleinere Laboratorien, die über weniger Material zu Blutuntersuchungen verfügen, sollten deshalb nach meiner Ansicht ihren Extrakt entweder aus größeren Instituten beziehen oder jeden eigenen, neuen Extrakt dort genügend ausproben lassen[1]).

An dieser Stelle möchte ich übrigens anführen, daß Händel und Schultz darauf hingewiesen haben, daß die Reaktionsbreite der ver-

---

[1]) Es kann meiner Erfahrung nach nicht genug betont werden, daß besonders der Extrakt an einer möglichst großen Menge bekannter Sera ausgeprüft und noch anfangs gleichzeitig mit dem schon erprobten alten Extrakt verwendet wird. Es gilt dies insbesondere auch für die ,,käuflichen" Extrakte, obgleich deren ,,Gebrauchsanweisung" schon die verwendbare Dosis angibt. Ich habe bei vergleichenden Untersuchungen recht oft divergierende und praktisch unbrauchbare Resultate mit derartigen, doch dem ,,Praktiker" als erprobt und vollkommen zuverlässig bezeichneten Reagentien erhalten. Ich möchte daher an dieser Stelle betonen, daß die sichersten und brauchbarsten Resultate der Wassermannschen Reaktion nur von einem Laboratorium zu erhalten sind, das regelmäßig zahlreiche Untersuchungen ausführt, nicht aber von einem Praktiker, der sich zu seinen paar Untersuchungen erst die Reagentien kaufen muß. Von diesem Gesichtspunkte aus ist die Einrichtung von Zentralstellen für Blutuntersuchungen nach der Wassermannschen Methode unter sachgemäß ausgebildeter Leitung zu fordern.

schiedenen Extrakte sehr groß sein kann. Bei zahlreichen vergleichenden Untersuchungen verschiedener Extrakte können übereinstimmende Resultate erzielt werden, und doch kann z. B. einmal ein Scharlachserum mit einem Extrakt einen positiven Ausfall der Reaktion geben, während es mit sämtlichen anderen Extrakten negativ reagiert. Nach Seligmann kommt es sogar in gewissen, aber anscheinend recht seltenen Fällen vor, daß ein Normalserum mit einem sonst völlig einwandfreien Extrakt (sowohl aus luetischen wie aus normalen Organen) positiv reagiert, mit einer Reihe anderer Extrakte dagegen negativ.

B. Die Beschaffung des Patientenserums.

Zur Ausführung der Reaktion nach der ursprünglichen Wassermannschen Methode sind etwa 5 ccm Blut erforderlich. Denn für den eigentlichen Versuch brauchen wir, wie wir später sehen werden, 0,2 ccm (und ev. noch 0,1 ccm) Serum und 0,2 (bzw. 0,1) ccm für die Kontrolle, also im ganzen 0,4 bis 0,6 ccm Serum. Um etwa das Doppelte, also 0,8—1,2 ccm Serum zu erhalten, müßten wir ca. 5 ccm Blut entnehmen. Es ist jedoch äußerst wünschenswert, noch mehr Blut zur Verfügung zu haben, etwa 10—15 ccm. Zur Blutgewinnung ist am geeignetsten die Venenpunktion (Phlebopunctio) in der Ellenbeuge. Die Vorbereitungen hierzu sind dieselben wie für die Venaesectio (Phlebotomie). Man vergleicht am besten vor der Operation beide entblößten Arme des Patienten, um denjenigen zu wählen, dessen Venen leichter wahrnehmbar sind. Die ganze Ellenbeuge des Armes, an dem die Venenpunktion ausgeführt werden soll, wird mit Seife und warmem Wasser gründlich gewaschen, abgetrocknet und dann mit Alkohol und Sublimat desinfiziert. Um den Oberarm wird ein Tuch geschlungen oder eine Gummibinde angelegt, derart, daß der venöse Rückfluß aus dem Vorderarm gehemmt wird, ohne daß der Radialpuls gänzlich aufgehoben ist. Bei gestrecktem Arme sieht man nun gewöhnlich die subkutanen Venen als prallgefüllte Stränge unter der Haut. Man wählt, wenn irgend möglich, zum Einstich die Vena mediana, bei hoher Teilung die Basilica. Die Kanüle der Punktionsspritze oder eine Hohlnadel (am gebräuchlichsten und handlichsten ist wohl die sogenannte Straußsche Nadel) wird in zentripedaler Richtung eingestochen; eine Aspiration ist nicht nötig. Liegt die Nadel richtig, so strömt das Blut in mattem Strahle durch dieselbe. Oft jedoch träufelt das Blut, sei es, daß die Haut die

Nadel während des Einstiches etwas verstopft hat, oder daß diese zu wenig tief eingeschoben ist, nur langsam aus der Nadel. Man läßt dann den Patienten wiederholt die Hand rasch schließen und öffnen und gewinnt dann meist noch die erforderliche Blutmenge. Muß man aber den Einstich erneuern, so nehme man stets eine frische Nadel, da die eben benutzte Nadel sehr oft infolge geronnenen Blutes undurchgängig geworden ist. Deshalb tut man gut, stets zwei Nadeln auszukochen. Übrigens muß man sich jedesmal vorher überzeugen, daß das Lumen der zu verwendenden Nadel auch vollkommen frei ist. Nach Entfernung der Kanüle wird sofort die Binde gelöst und ein leicht komprimierender Verband (Heftpflasterstreifen und ein Stückchen steriler Mull genügen) angelegt. Das in einem sterilen Reagenzglas oder besser in einem sterilen Zentrifugenglas aufgefangene Blut bleibt zunächst, bis zur völligen Gerinnung, ruhig stehen. Sodann löst man den Blutkuchen mit einer langen Platinnadel von der Glaswand ringsherum ab, um ein besseres Zusammensinken desselben zu erreichen. Nach 24 stündigem Aufenthalt im Eisschrank wird das mittlerweile genügend abgesetzte Serum in ein neues Reagensglas abgegossen und bei 55—56° im Wasserbad ½ Stunde lang inaktiviert. Höhere Temperaturen vermeide man, da das Serum bei 60° stark antikomplementäre Eigenschaften annehmen kann (Bruck). Es empfiehlt sich übrigens, die Blutentnahme nicht kurz nach einer größeren Mahlzeit vorzunehmen, da sonst oft Serumtrübungen auftreten, die sich vielleicht hie und da während der Reaktion störend bemerkbar machen könnten.

Die Venaepunctio ist fast bei allen Patienten leicht ausführbar und unter diesen Kautelen vollkommen unschädlich und gefahrlos. Etwas schwierig, ja manchmal unmöglich ist sie jedoch bei sehr fetten Menschen, deren Venen nicht durch die Haut schimmern. Nur eine genaue anatomische Lagenkenntnis und oft längeres Umhertasten mit der Spitze läßt eine Blutgewinnung ermöglichen. Man bedient sich dann gerne des Schröpfkopfes, der auch mit besonderer Vorliebe von vielen bei Kindern angewendet wird. Mir persönlich aber ist der Gebrauch des Schröpfkopfes unsympathisch, da einerseits häßliche Narben entstehen, andererseits der Schröpfkopf nur schwer genügend desinfiziert werden kann. Außerdem bedenke man, daß bei dem ausgedehnten Gebrauche dieser auch Laienkreisen schon ziemlich bekannten

Blutuntersuchung diese Schröpfkopfnarben leicht verräterisch wirken können. Man kann ja in solchen Fällen mittels des Lakerschen Stechers oder der Kirsteinschen Blutlanzette aus dem mit einer Gummibinde oder einem Gummischlauche gestauten Finger durch einen oder mehrere Einstiche so viel Blut gewinnen, daß man 8—10 Kapillaren von je 0,5—0,6 ccm Inhalt füllen kann.

Von Muck wurde ein Verfahren angegeben, aus der Nase durch Anritzen einer kleinen Vene das zur Untersuchung nötige Blut zu gewinnen. Man geht in der Weise vor, daß man mit dem Bierschen Stauband die oberflächlichen Venen des Halses komprimiert und dann mit einer Nadel oder einem Messer die Nasenscheidenschleimhaut an dem vorderen Teile anritzt. Die Blutung steht entweder nach Abnahme des Staubandes oder nach Einführen eines mit H_2O_2 getränkten Wattebausches.

Ich glaube, daß man dieses Verfahren in geeigneten Fällen unbedenklich anwenden kann.

Zu bemerken ist noch, daß das Serum möglichst am Tage nach der Blutentnahme untersucht wird. Man kann allerdings unbeschadet der Sicherheit der Reaktion auch einige Tage mit der Untersuchung warten, ev. bis man mehrere Sera zusammen prüfen kann; doch muß man stets daran denken, daß ältere Sera (nach meinen diesbezüglichen Erfahrungen schon nach 7 bis 8 Tagen, ev. noch früher) das Phänomen der „Eigenhemmung" aufweisen, d. h. ursprünglich negative Sera können dann einen positiven Ausfall der Reaktion geben.

C. Die Komplementgewinnung.

Nicht nur die einzelnen Tierarten untereinander besitzen in ihrem Blute verschieden große Komplementmengen, sondern auch die verschiedenen Tiere derselben Gattung zeigen mehr oder weniger Schwankungen im Komplementgehalt ihres Blutes.

Von allen zu Laboratoriumszwecken gewöhnlich benützten Tieren enthält aber das Serum des Meerschweinchens nicht nur verhältnismäßig viel Komplement, sondern die Wirksamkeit desselben ist auch bei diesem Tiere am konstantesten und gleichmäßigsten. Man gewinnt das Meerschweinchenserum am schnellsten in der Weise, daß man das Tier durch einen Schlag auf den Kopf betäubt, die Haut und das Unterhautzellgewebe an der Vorderseite des Halses der Länge nach durchtrennt, bei stark zurückgebeugtem Kopf die Halsschlagadern rechts und links durchschneidet und das Blut auffängt. Gardiewski und Hirschbruch ziehen es vor, in Äthernarkose eine Carotis frei zu präparieparieren und zu durchtrennen. Die Autoren entnehmen einem starken Meerschweinchen von etwa 600 g ca. 10 ccm Blut, füllen es in mehrere sterile Reagensgläser ab und vernähen dann nach doppelter Unterbindung der Carotis die Hautwunde. Das Tier erholt sich meist wieder und kann nach 6—8 Wochen neues Blut aus der anderen Carotis liefern.

Das Blut des Meerschweinchens wird ebenso wie das Blut der Patienten in einem sterilen Zentrifugenglas aufgefangen. Nach 15 Minuten etwa, wenn es vollkommen geronnen ist, wird es mit einer sterilen langen Platinnadel von der Glaswand gelöst und scharf zentrifugiert. Das Serum, das vollkommen klar und frei von Blutfarbstoff sein muß, wird hierauf vorsichtig abgegossen oder abpipettiert. Es wird am besten am Tage der Entnahme noch verwendet; doch kann man es auch, ohne daß es seine Wirksamkeit einbüßt, einen Tag im Eisschrank dunkel aufbewahren. Will oder kann man es erst in einigen Tagen gebrauchen, so muß man es im Frigo[1]) gefroren aufheben und vor Gebrauch im Brutschrank wieder auftauen lassen. Im Eisschrank wird meiner Erfahrung nach das Komplement schon nach 2 Tagen vollkommen unbrauchbar. Erwähnen möchte ich noch, daß M. Stern vor der Verwendung eines länger im Frigo aufbewahrten Komplements warnt, da älteres Frigo-Komplement durch seinen Gehalt an Komplementoiden anstatt einer positiven eine negative Reaktion bewirken kann.

Nach Friedberger wird durch Zusatz von Kochsalz zum Serum des Meerschweinchens das Komplement konserviert. Durch Eintrocknen der Sera bei Zimmertemperatur und besonders im Exsikkator soll sich gleichfalls eine Komplementkonservierung

---

[1]) Dieser nach den Angaben von Morgenroth konstruierte Apparat dient zur Konservierung der verschiedensten leicht zersetzlichen Substanzen bei Temperaturen unter dem Gefrierpunkt (8—12° C unter Null). Der im übrigen ziemlich umfangreiche und deshalb wohl nur für größere Laboratorien in Betracht kommende Apparat besteht aus einem Isolierraum und einem Kühlraum. Der zwischen beiden befindliche Mantel wird alle 24 Stunden mit einer aus Eis und Salz hergestellten Kältemischung angefüllt.

erzielen lassen, namentlich, wenn dies im Dunkeln geschieht. Auch Hecht bediente sich zur Konservierung des Komplementes mit gutem Erfolg eines ähnlichen Verfahrens, das er folgendermaßen beschreibt: „Auf je 10 ccm frischen Meerschweinchenserums kommen 0,85 g Natrium chloratum pulverisatum. Nach Auflösung dieser Salzmenge bewahrt man das Serum im Eisschrank auf. Vor dem Gebrauch setzt man auf je 10 ccm Serum 90 ccm destilliertes Wasser hinzu und hat dann ein zur Reaktion verwendbares Komplement in der üblichen 10 fachen Verdünnung." Auch im Menschenserum, das derartig behandelt wird, soll sich nach den Erfahrungen von Hecht das Komplement erhalten.

D. Das Hämolysin oder der hämolytische Ambozeptor.

Als Hämolysin (hämolytischen Ambozeptor) braucht man das Serum eines Kaninchens, das in Intervallen von 5—7 Tagen mit gewaschenen Blutkörperchen vorbehandelt worden ist.

Zur Injektion bedient man sich einer graduierten 5 ccm fassenden sterilisierbaren Spritze, die zweckmäßig einen Querbügel am unteren Teil des Kolbens zur Stütze des Zeige- und des Mittelfingers trägt.

Zur Vorbehandlung verwendet man am besten eine 5 proz. Hammelblutkörperchenaufschwemmung (s. diese, S. 60), und zwar injiziert man, im allgemeinen intravenös, das erste Mal volle 5 ccm, die beiden anderen Male in Zwischenräumen von 7 Tagen etwas weniger, etwa 3—4 ccm. Um die zu injizierende Aufschwemmung bequem in die Spritze aufziehen zu können, gießt man diese in kleine kurze Röhrchen, die in ein kleines Glas (Schnapsglas) gestellt werden (Fig. 13). Zu beachten ist, daß die zur Herstellung eines hämolytischen Serums zu verwendenden Blutkörperchen besonders sorgfältig gewaschen

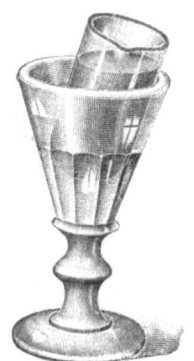

Fig. 13.

sein müssen, damit nur Blutkörperchen und nicht auch Serum mit eingespritzt wird. Wird nämlich einem Kaninchen mit den roten Blutkörperchen, wenn auch nur wenig Serum eingespritzt, so können sich neben den die Auflösung der roten Blutkörperchen bewirkenden Ambozeptoren auch noch gegen Stoffe des Serums gerichtete Antikörper bilden, welche unter Umständen den Ablauf der Reaktion störend beeinflussen.

Außerdem aber vertragen auch Kaninchen die öftere Einspritzung von schlecht oder ungenügend gewaschenen Blutkörperchen nicht gut. Wenn es sich manchmal ereignet, daß Kaninchen wohl die erste Einspritzung gut aushalten, nach der zweiten aber zugrunde gehen, so ist das in der Regel darauf zurückzuführen, daß die Tiere durch Mitinjektion von Serum, je nach der Art der Intervalle „überempfindlich" (anaphylaktisch) geworden sind, oder daß das fremde Serum eine hämolytische bzw. toxische Wirkung entfaltet und so den Tod des Tieres hervorgerufen hat (Uhlenhuth).

Die Technik der intravenösen Injektion ist folgende:

Man wählt am besten Kaninchen mit großen Ohren, da deren Venen deutlicher sichtbar sind. Ein Gehilfe setzt sich auf einen Stuhl, nimmt das Kaninchen auf den Schoß und klemmt

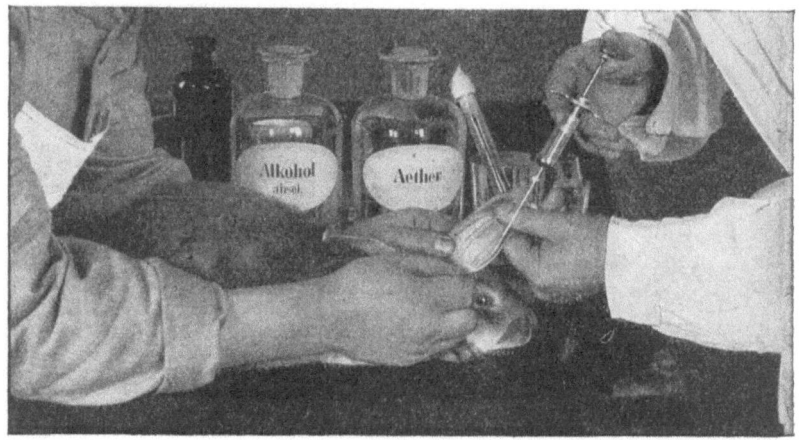

Fig. 14.

das Tier zwischen seine beiden Beine, so daß es sich ruhig verhalten muß. Oder aber er umwickelt Kopf, Leib, Vorder- und Hinterbeine desselben so, daß nur das Ohr heraussieht. Durch Kompression des Ohres an der Ohrwurzel und, wenn nötig, durch

Abreiben der Oberfläche mit Äther oder Xylol oder durch Betupfen mit einem in heißes Wasser getauchten Wattebausch treten die Ohrvenen gut sichtbar zutage. Insbesondere zeichnet sich auf diese Weise eine kleine Vene (äußere Randvene) strangförmig ab, die am äußeren Rande des Ohres und parallel mit demselben verläuft. Diese Vene wählt man zur Injektion. Man tut gut, die Einspritzung nahe dem Ohrende zu machen, weil man dann möglichst unabhängig ist von plötzlichen Bewegungen der Tiere (die Tiere werden meist unruhig, wenn man beginnt, den Stempel der Spritze vorzuschieben) und auch für die späteren Injektionen genügend Platz behält. Man schneidet über der zur Injektion gewählten Stelle die Haare mit einer gebogenen Schere etwas ab, desinfiziert mit Alkohol und Äther und spritzt dann möglichst langsam und gleichmäßig den Inhalt der Spritze, der ja keine Luftblasen enthalten darf, ein. Nach Herausnahme der Kanüle genügt in den meisten Fällen ein kurzdauerndes Kneifen mit dem Fingernagel oder eine Klemme, um die Blutung aus der Einstichstelle zum Stehen zu bringen.

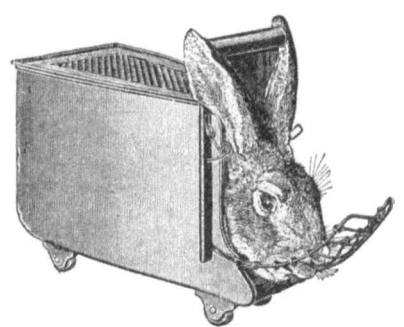

Fig. 15.

Ist der Diener oder Gehilfe geübt, so können auch die Tiere in der Weise, wie es Fig. 14 zeigt, gehalten werden. Ist man genötigt, ohne Assistenz ein Kaninchen intravenös zu injizieren, so eignet sich hierzu der Apparat nach Malassez (Fig. 15).

Man setzt am besten stets mehrere Kaninchen, etwa 2—3, an.

Die so vorbehandelten Kaninchen werden in Käfigen aus Eisendraht und Blech untergebracht und möglichst isoliert gehalten.

Erst 7 Tage nach der letzten Einspritzung wird das Blut dieser Kaninchen auf seinen Gehalt an hämolytischem Ambozeptor geprüft. Diese

Probeblutentnahme

kann aus der Ohrvene geschehen, die man in gestautem Zustande (s. oben) anschneidet und das herausfließende Blut, etwa 2—3 ccm, in einem kleinen sterilen Reagensglas oder in einem sterilen kleinen, unten spitzen Zentrifugenröhrchen auffängt. Sehr vorteilhaft ist es hier, das Blut aus einer Ohrarterie (Fig. 16) zu entnehmen, da man dabei viel schneller das nötige Blutquantum gewinnt, und da das so gewonnene Serum viel weniger hämoglobinhaltig ist. Die Blutstillung erfordert

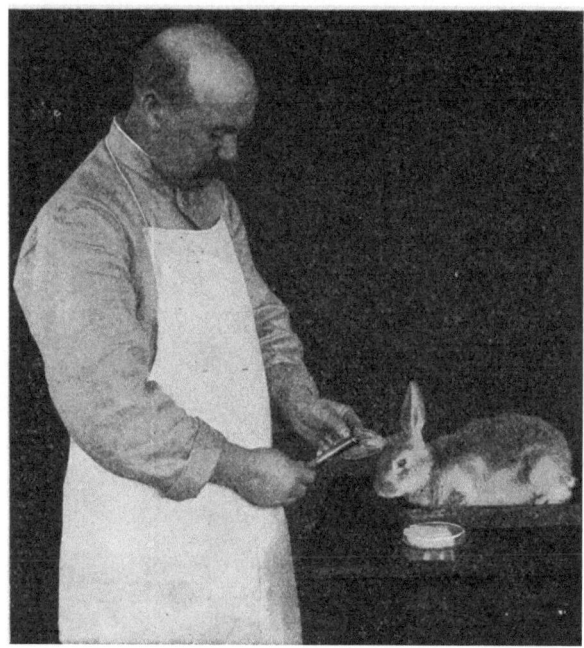

Fig. 16.

hierbei meist eine Umstechung, während bei der Entnahme aus der Vene in der Regel Kompression des Fingers ausreicht. Zur Probeuntersuchung genügen etwa 3 ccm Blut. Das gewonnene Blut wird, um möglichst viel Serum zu erhalten, in dem Reagensglas schräg gelegt, da das Serum dann besser ausgepreßt wird, oder es wird in dem Zentrifugenröhrchen ca. 20 Minuten scharf zentrifugiert. Es sammeln sich dann die roten Blutkörperchen in dem spitz ausgezogenen Boden des Röhrchens an, so daß das darüberstehende Serum leicht abpipettiert werden kann.

Das erhaltene Serum bringt man dann ebenfalls 30 Minuten lang in ein Wasserbad von 56°, um es zu inaktivieren. Enthält das Serum die zur Anstellung der Reaktion nötige Menge Ambozeptoren, so schreitet man zur

definitiven Blutentnahme.

Für die Blutentnahme sind verschiedene Verfahren empfohlen:

a) Nach Uhlenhuth und Weidanz geht man folgenderweise vor:

Das Tier wird tief narkotisiert und auf ein Brett gespannt. Nachdem die Brust- und Bauchfläche mit Alkohol befeuchtet sind — um Verunreinigungen durch Haare zu vermeiden —, werden durch einen medianen Längsschnitt die Weichteile von der Brustseite nach beiden Seiten getrennt und die vordere Brustwand entfernt. Bei den letzten schwachen Schlägen des Herzens wird das Herz angeschnitten. Das Tier entblutet in die Brusthöhle. Mit einer sterilen, etwa 20 ccm fassenden Pipette, die, um ein Verstopfen mit Blutgerinnseln zu vermeiden, mit einer recht weiten unteren Öffnung versehen sein muß, wird das Blut aufgesogen und in einen Blutzylinder gefüllt. Auf diese Weise gewinnt man 70—80 ccm Blut; kräftige Tiere liefern bis zu 110 ccm.

b) Das Verfahren von Ziemke:

Das Tier wird in Rückenlage auf ein Brett aufgespannt, die Halsschlagader der einen Seite freigelegt, isoliert und doppelt abgeklemmt. Nun führt man entweder in den abgeklemmten Teil eine stumpfwinkelig gebogene, sterilisierte Glaskanüle, die man sich selbst herstellt, ein, oder man durchschneidet die Carotis ohne weiteres und fängt das Blut nach Lösung der einen Klemme in einer sterilen Schale auf, in welcher es bis zur Abscheidung des Fibrins geschlagen wird. Während des Verblutens hat man bei diesem Vorgehen die Möglichkeit, durch rhythmische Kompressionen des Herzens für eine möglichst vollständige Entleerung des Blutes zu sorgen.

c) Nuttall verfährt in der Weise, daß er das Fell des Tieres am Halse mit Lysol wäscht, die großen Halsgefäße mit einem Schnitt völlig durchtrennt und das Blut in einer flachen Schale auffängt. Schulz durchschneidet ebenfalls den Hals der Tiere, aber bei hängendem Kopfe. — Wir bedienen uns stets nur der

Methode von Uhlenhuth oder einer Modifikation der Nuttallschen Angabe. Hat man auf irgendeine Weise nun das Blut gewonnen, so läßt man das Serum sich vom Blutkuchen abscheiden, was nach vorheriger Lösung desselben von der Glaswand mittels einer langen ausgeglühten Platinnadel innerhalb der nächsten 12—24 Stunden geschieht (Aufbewahren im Eisschrank). Sodann wird das Serum vorsichtig abpipettiert oder abgegossen, von etwa noch beigemengten roten Blutkörperchen durch Zentrifugieren befreit und in einem sterilen Reagensglas bei 56^0 inaktiviert. Hierauf gießt man das inaktivierte Serum in ein kleines steriles braunes Fläschchen, das, mit einem Gummistopfen verschlossen, im Eisschrank oder im Frigo aufgehoben wird. Das Serum läßt sich ungeschwächt mehrere Monate lang aufbewahren; es empfiehlt sich aber, Phenol hinzuzusetzen, etwa auf 1 ccm Serum 0,1 ccm einer 5,5 proz. Lösung. Nach dem Phenolzusatz muß aber der Titer dieses hämolytischen Serums dann von neuem bestimmt werden.

E. Gewinnung und Konservierung der roten Blutkörperchen des Schafes.

Man entnimmt das Blut einem nicht zu alten Schafe aus der Jugularvene. Am Halse wird auf der rechten oder linken Seite vorne an einer handtellergroßen Stelle die Wolle abgeschoren und die Haut mit Alkohol oder besser Seifenspiritus desinfiziert. Durch Zusammendrücken des unteren Halsendes wird die Drosselvene zur Schwellung gebracht, bis sie leicht palpabel ist. Unter denselben Kautelen wie bei der Entnahme des Patientenblutes wird nun eine Aderlaßnadel in dieselbe eingestochen. Das aus der Nadel hervorquellende Blut fängt man in einer kleinen sterilen Flasche mit breitem Hals, in welche mehrere etwa erbsengroße sterile Glasperlen gebracht worden sind, auf. Hat man genügend Blut, etwa 20—30 ccm, entnommen, so wird das Fläschchen mit dem Glasstopfen oder einem sterilen Wattebausch verschlossen und etwa 10 Minuten ununterbrochen geschüttelt, um das Blut von dem Fibrin zu befreien. Das defibrinierte Blut wird dann abpipettiert oder durch 4 fach sterile Gaze bzw. durch ein sterilisiertes Drahtsieb filtriert und in ein oder zwei größere sterilisierte Zentrifugenröhrchen, deren Boden unten abgerundet ist, gefüllt. Zu diesem Blute wird nun physiologische Kochsalzlösung (chemisch reines Kochsalz, 0,85 %, und destilliertes Wasser) etwa in der Weise hinzugesetzt, daß auf zwei Drittel desselben ein Drittel Kochsalzlösung berechnet wird. Das Röhrchen wird mit einem sterilisierten Wattebausch verschlossen und kräftig umgeschüttelt, um Blut und Kochsalzlösung zu mischen. Sodann wird etwa 20 Minuten lang scharf zentrifugiert. Die über dem roten Bodensatz stehende bernsteinfarbige Flüssigkeit wird nun vorsichtig abgegossen oder abpipettiert und neue Kochsalzlösung hinzugefügt (etwa $^1/_{10}$ Bodensatz und $^9/_{10}$ Kochsalzlösung). Hierauf wird wiederum gut durchgeschüttelt und 10—15 Minuten lang zentrifugiert. Nach dem zweiten Zentrifugieren ist die obere flüssige Schicht schon weniger gelblich gefärbt. (Schütz und Schubert.)

Dieses „Waschen" (Befreien vom Serum) der roten Blutkörperchen wird in derselben Weise noch ein- bis zweimal wiederholt, bis die obere Flüssigkeitsschicht vollkommen wasserhell ist, also die roten Blutkörperchen gänzlich vom Serum befreit und zur weiteren Verwendung geeignet sind.

Hinrichs gibt die Herstellung einer 5 proz. Hammelblutkörperchenaufschwemmung folgendermaßen an: Hammelblut wird aus dem Schlachthause geholt, und zwar dort sofort in eine Flasche, in der sich Stahlspäne befinden, getan und in dieser Flasche 10 Minuten lang tüchtig geschüttelt.

Im Laboratorium wird das Blut dann durch ein Drahtnetz in ein anderes Gefäß geschüttet, um die Fibringerinnsel abzufangen. Das so gereinigte Blut wird scharf zentrifugiert, nachdem man die Höhe der Flüssigkeit am Zentrifugenglas markiert hat. Es setzen sich dabei die Blutkörperchen zu Boden. Das klare darüberstehende Serum wird abpipettiert und dafür bis zur Marke physiologische Kochsalzlösung (0,85 proz.) aufgefüllt, durchgeschüttelt, nochmals kräftig zentrifugiert, die darüberstehende Flüssigkeit wiederum abpipettiert und wieder mit NaCl-Lösung bis zur Marke aufgefüllt. Das Serum wird also vollkommen durch NaCl-Lösung ersetzt.

Hat man nun nach einer dieser Methoden gut gewaschene Blutkörperchen gewonnen, so wird aus diesen durch Verdünnen mit physiologischer Kochsalzlösung die 5 proz. Aufschwemmung hergestellt.

Man kann aber auch in der Weise vorgehen, daß man 5 ccm von dem defibrinierten frischen Blut in ein Zentrifugenröhrchen abmißt und mit beliebig viel Kochsalzlösung in oben angegebener Weise so oft wäscht, bis die über dem Bodensatz stehende Flüssigkeit vollkommen hell und klar ist. Dann wird der gesamte Inhalt des Zentrifugenglases nach dem letzten Zentrifugieren mit physiologischer Kochsalzlösung auf 100 ccm aufgefüllt.

Bemerken möchte ich gleich hier, daß dann der Ambozeptor natürlich je nach der Art der Herstellung der 5 proz. Lösung verschieden eingestellt und die einmal gewählte Anfertigung der Blutkörperchenmischung während des Gebrauchs dieses Ambozeptors beibehalten werden muß.

Am besten ist es, wenn man zu jeder Untersuchung frisch entnommenes Hammelblut verwendet. Doch kann man die gewaschenen Blutkörperchen wie die schon fertige 5 proz. Aufschwemmung auch einige Tage (5—6) im Eisschrank aufbewahren. Zeigt sich aber die geringste Spur bereits aufgetretener Hämolyse, so sind die Blutkörperchen unbrauchbar.

Titerbestimmung der Reagentien.

Der Ausführung der eigentlichen Untersuchung muß wie bei allen biologischen Reaktionen eine genaue Wert- oder Titerbestimmung der einzelnen Reagentien vorangehen. Nur wenn die richtigen Mengenverhältnisse eingehalten werden, erhält man verwertbare Resultate.

Beginnen wir mit der

1. Einstellung des Ambozeptorserums (des Hämolysins).

Wir haben oben gesehen, daß wir vor der endgültigen Blutentnahme in einer Probeentnahme das Serum des mit Hammelblut vorbehandelten Kaninchens auf seinen Gehalt an Ambozeptoren prüfen müssen. Erst wenn wir sicher sind, daß das Immunserum einen genügend hohen Titer besitzt, töten wir das Tier, um sämtliches Serum zu gewinnen.

Zur Einstellung des Ambozeptorserums brauchen wir eine Anzahl steriler Reagensgläser, frisches Meerschweinchenserum, eine frische 5 proz. Hammelblutkörperchenaufschwemmung und

Einstellung des Hämolysins. 63

das zu prüfende inaktivierte Immunserum in absteigenden Verdünnungen. Um diese Verdünnungen möglichst bequem herstellen zu können, bereiten wir uns neben dem unverdünnten Serum noch zwei Stammlösungen vor, und zwar:

1. eine $1/_{10}$-Verdünnung = 0,1 ccm Serum + 0,9 ccm NaCl = Lösung a; 1 ccm enthält 0,1 ccm Immunserum;
2. eine $1/_{100}$-Verdünnung = 0,1 ccm Lösung a + 0,9 ccm NaCl = Lösung b; 1 ccm enthält 0,01 ccm des Immunserums.

In acht Reagensgläser, die in einem Gestell der Reihe nach aufgestellt und mit Blaustift genau bezeichnet sind, bringen wir folgende Mengen dieser Stammlösungen:

0,05 ccm des unverdünnten Serums + 0,95 ccm Na Cl; 1 ccm enthält 0,05 ccm Original-Serum;

0,02 ccm des unverdünnten Serums + 1 ccm Na Cl; 1 ccm enthält 0,02 ccm Original-Serum;

0,1 ccm der Lösung a + 0,9 ccm Na Cl; 1 ccm enthält 0,01 ccm Original-Serum;

0,05 ccm der Lösung a + 0,95 ccm Na Cl; 1 ccm enthält 0,005 ccm Original-Serum;

0,02 ccm der Lösung a + 1 ccm Na Cl; 1 ccm enthält 0,002 ccm Original-Serum;

0,1 ccm der Lössung b + 0,9 ccm Na Cl; 1 ccm enthält 0,001 ccm Original-Serum;

0,05 ccm der Lösung b + 0,95 ccm Na Cl; 1 ccm enthält 0,0005 ccm Original-Serum;

0,02 ccm der Lösung b + 1 ccm Na Cl; 1 ccm enthält 0,0002 ccm Original-Serum:

oder (nach Müller):
100 fache Verdünnung des
 Ambozeptorserums mit
 Kochsalzlösung . . . 0,25 ccm = 0,0025 ccm Orig.-Serum
 do.   0,15 - = 0,0015 -   -   -
 do.   0,10 - = 0,001   -   -   -
1000fache Verdünnung des
 Ambozeptorserums mit
 Kochsalzlösung . . . 0,75 - = 0,00075 -   -
 do.   0,50 - = 0,0005 -   -   -

Kochsalzlösung . . . 0,35 ccm = 0,00035 ccm Orig.-Serum
do. 0,25 - = 0,00025 - -
do. 0,15 - = 0,00015 - -
do. 0,10 - = 0,0001 - -

Alle Röhrchen werden dann mit physiologischer Kochsalzlösung auf das gleiche Volumen von 1 ccm gebracht. Sämtlichen Röhrchen wird nun je 1 ccm einer $^1/_{10}$-Verdünnung des Komplementes hinzugefügt (0,1 ccm frisches Meerschweinchenserum + 0,9 ccm physiologischer Kochsalzlösung) und 1 ccm der 5 proz Hammelblutkörperchenaufschwemmung.

Als Kontrolle dienen stets
1 Röhrchen ohne Ambozeptor (Komplement und Blutkörperchen)
1 Röhrchen ohne Ambozeptor und ohne Komplement (Blutkörperchen allein).

Nach gründlichem Durchschütteln werden die Röhrchen ca. 2 Stunden im Brutschrank bei 37⁰ C gehalten. Nach Ablauf dieser Zeit wird notiert, bei welcher Ambozeptordosis eben noch vollständige Hämolyse eingetreten ist. Die beiden Kontrollen dürfen nicht lösen. Das Ambozeptorserum soll so stark sein, daß seine vollkommen lösende Dosis bei Verwendung von 0,1 ccm Meerschweinchenkomplement bei 0,001 bis 0,0005 gelegen ist.

Nach der ursprünglichen Vorschrift nahm man für die Reaktion die doppelte Menge derjenigen Dosis des Hämolysins, die nach 2 Stunden im Brutschrank eben noch komplette Hämolyse bewirkte. In der Folgezeit ist man aber von dieser Vorschrift abgekommen und verwendet mit großem Vorteil für die Erzielung einer vollkommenen Hämolyse höhere Dosen des Hämolysins. Meyer und andere nehmen das 2½—3 fache, wir selbst das Vierfache der eben lösenden Dosis des hämolytischen Serums.

Nach den Angaben von G. Meyer soll man ferner, um die Bedingungen für die Hämolyse möglichst denen des Hauptversuches zu nähern, das Komplement in entsprechender Kochsalzverdünnung 1 Stunde vor der Verwendung in den Brutschrank stellen. Im eigentlichen Versuch steht nämlich, wie wir noch sehen werden, das Komplement vor dem Hinzufügen des hämolytischen Systems auch eine Stunde zum Zwecke seiner Bindung im Brutschrank. Meyer will mehrmals die Beobachtung gemacht haben, daß durch das Verweilen des Komplements im

Brutschranke eine Schwächung desselben stattfinden kann, die eine weniger energische Hämolyse zur Folge hat. Dann könnte aber auf diese Weise dieselbe Hämolysinmenge, die im hämolytischen Vorversuch eine komplette Lysis ergeben hat, später im eigentlichen Versuch einen Rest von roten Blutkörperchen ungelöst lassen. Ob diese Beobachtungen für die Praxis zutreffen, vermag ich nicht zu beurteilen. Da sie jedoch theoretisch möglich sind, empfiehlt es sich, nach diesen Angaben Meyers bei der Titration des hämolytischen Serums, bzw. beim hämolytischen Vorversuch, zu verfahren.

Hat man nun den genauen Titer bestimmt, so notiert man sich denselben auf dem Etikett des Fläschchens und zugleich die (3- oder) 4 fache Menge, die man beim eigentlichen Versuch verwendet, z. B.: *(löst bis)* 0,001; *(also)* **0,1 : 25**.

Meyer und verschiedene Autoren verlangen, daß man jedesmal vor Ausführung des eigentlichen Versuches in einem Vorversuch den Titer des hämolytischen Serums von neuem prüfe. Man brauche dann natürlich nicht stets die ganzen Verdünnungen durchzuprüfen; es würde genügen, wenn man die nächst höhere und die nächst niedere, also etwa das $1\frac{1}{2}$—2- und 3 fache derjenigen Verdünnung, die bei der letzten Untersuchung gute Resultate geliefert hat, noch einmal kontrolliere. Obwohl eine derartige Prüfung bei einiger Übung so rasch und bequem vorgenommen werden kann, daß sie nur wenig zeitraubend ist, halte ich es doch für unnötig, vor jeder Untersuchung den Ambozeptor von neuem zu titrieren. Nach meiner Erfahrung ist das hämolytische Serum keineswegs so unbeständig, wie verschiedene Autoren annehmen. Ich habe über monatelang keine Abnahme der hämolytischen Kraft des Serums konstatieren können. Auch der Einwand, daß es niemals gelingt, zweimal eine genau gleich starke Blutaufschwemmung herzustellen, oder daß der Komplementgehalt des Meerschweinchenserums nicht absolut konstant sei, kommt nicht so in Betracht, daß eine jedesmalige Neueinstellung des Titers für den Ambozeptor notwendig wäre. Für die Praxis genügt es, den Titer für den Ambozeptorgehalt des hämolytischen Serums etwa alle 8—14 Tage einmal zu kontrollieren. Allerdings muß man dann möglichst gleichmäßig die Herstellung der 5 proz. Hammelblutkörperchenaufschwemmung nach einer der oben angeführten Methoden vornehmen.

2. Einstellung des Komplementserums.

Bordet und Gengou und die Wassermannsche Schule verwendeten das Komplement stets in der Menge von 0,1 ccm. Eine besondere Titrierung des Komplements ist nach Ansicht der meisten Autoren und auch nach meinen Erfahrungen nicht nötig.

Nach den Angaben einiger Forscher, so insbesondere nach den Untersuchungen von M. Stern, ist jedoch der Gehalt der einzelnen Meerschweinchensera an Komplement großen Schwankungen unterworfen. Deshalb schlagen diese Autoren vor, für jedes neu zu verwendende Komplement den hämolytischen Ambozeptor in einem Vorversuch erneut auszutitrieren.

Schütz hat auf Grund seiner in Gemeinschaft mit Schubert vorgenommenen Untersuchung über Komplementbindung bei rotzkranken Pferden die Forderung aufgestellt, bei der serologischen Syphilisdiagnose nur diejenige kleinste Menge Komplement heranzuziehen, die gerade noch eine vollständige Lösung herbeiführt. Als Grund hierfür führen beide Autoren an, daß bei dem Reichtum des Meerschweinchenserums an Komplement eine so hohe Dosis wie 0,1 ccm manchmal mit einem schwächeren, aber doch sicher luetischen Serum einen negativen Ausfall der Reaktion geben könne.

Will man eine Titration des Komplementes aus irgend welchen Gründen vornehmen, so kann man (nach Müller) folgendermaßen vorgehen:

Eine Reihe von Reagensgläsern wird mit der festgesetzten Ambozeptordosis, mit je 1 ccm der 5 proz. Hammelblutkörperchenaufschwemmung und mit absteigenden Mengen des Komplementserums beschickt.

Von letzterem werden etwa folgende Mengen zugesetzt:

Komplementserum, unverdünnt 0,1 ccm

Komplementserum, 10 fach verdünnt
- 0,75 ccm = 0,075 ccm Serum
- 0,5 ccm = 0,05 ccm   -
- 0,35 ccm = 0,035 ccm   -
- 0,25 ccm = 0,025 ccm
- 0,15 ccm = 0,015 ccm
- 0,1 ccm = 0,01 ccm
- 0   ccm = —   ccm

Mit physiologischer Kochsalzlösung werden nun sämtliche Röhrchen auf das gleiche Volumen gebracht, zwei Stunden bei 37^0 gehalten und dann das Resultat notiert.

3. Titration der Luetikersera.

Eine Titration der Luetikersera in der Weise wie bei anderen serologischen Untersuchungsmethoden durchzuführen, ist sehr schwierig, da einmal die hemmende Substanz in den verschiedenen Extrakten in verschiedener Menge sich findet, und da weiter die meisten Extrakte und Sera schon bei 0,05 unwirksam sind. Bisweilen lenken allerdings, wie ich selbst öfter feststellen konnte, luetische Sera noch in einer Verdünnung von 0,001 ab. Eine praktische Ausnützung haben aber derartige feinere quantitative Untersuchungen noch nicht gefunden. Für die Durchführung der Wassermannschen Reaktion in der Praxis genügt es indessen, wenn man nach den Angaben von Wassermann und seinen Mitarbeitern das zu untersuchende Serum in der Regel in der Verdünnung 1 : 5, d. h. in der Menge von 0,2 ccm, verwendet. Nach den Erfahrungen dieser Autoren gibt nämlich ein normales, frisches, nicht luetisches Serum in dieser Dosis niemals die Wassermannsche Reaktion. Will man aber dennoch die Reaktionsbreite eines Serums feststellen, so kann man das Serum auch in der halben Dosis, d. h. in der Menge von 0,1 ccm, untersuchen; später (S. 71) werden wir sehen, daß manchmal durch die Verwendung einer kleineren Menge Serum exaktere Resultate erzielt werden können.

4. Prüfung des Extraktes (des Antigens).

Hat man sich nach irgendeiner Methode einen Stammextrakt hergestellt, und erfüllt dieser Extrakt a priori alle Bedingungen, die man, wie wir oben gesehen haben, an einen brauchbaren Extrakt stellen muß, so schreitet man zur genaueren Prüfung desselben. Die Wirksamkeit des Extraktes prüft man an möglichst vielen Seris (s. Seite 50), deren Reaktion schon festgestellt ist, und im Vergleich mit einem Extrakt von bekannter Güte und Brauchbarkeit. Es ist wünschenswert, einen möglichst wirksamen Extrakt zu besitzen. Ein solcher Extrakt soll in einer Menge von 0,1 ccm mit einem an luetischen Antikörpern reichen Luetikerserum in gleicher Menge (0,1 ccm) komplette Hemmung der Hämolyse geben, mit der doppelten Menge normalen

Serums und für sich allein (am besten auch in doppelter Menge) die Hämolyse keineswegs stören. Hat man einen derartigen Extrakt nicht zur Verfügung, so kann man unbedenklich auch Extrakte verwenden, die erst in der Menge von 0,2—0,3 ccm mit 0,1—0,2 ccm luetischen Serums eine komplette Hemmung der Hämolyse geben, nur müssen auch diese hohen Mengen dieselben Bedingungen bezüglich ihrer Wirkung mit Normalserum und ohne Serum erfüllen.

Eine jedesmalige Prüfung bzw. Titration des Extraktes in einem besonderen Vorversuch ist bei der Ausführung der Reaktion meiner Erfahrung nach für den geübten Untersucher ebensowenig nötig wie eine jedesmalige Einstellung des Ambozeptorserums. Wie ich schon oben erwähnt habe, ändert sich ein guter, regelrecht hergestellter und aufbewahrter Extrakt nicht so rasch und ist meist monatelang ungeschwächt zu gebrauchen. Außerdem würden sich irgendwelche beträchtliche Änderungen doch in dem Ausfall der Kontrollen andeuten. Immerhin ist es gut, wenn man alle 8—14 Tage eine neue Titration vornimmt.

Ausführung des eigentlichen Versuchs.

I. Übersicht aller zu einem Versuch nötigen Apparate und Reagentien[1]).

Zur Ausführung des eigentlichen Versuchs benötigen wir an Apparaten:

a) Eine Reihe von sterilen, mit einem Wattepfropfen verschlossenen **Reagensgläsern.**

Die Reagensgläser von üblicher Länge (ca. 16 cm) und Durchmesser (ca. 1½—2 cm) werden vor dem Sterilisieren gründlich gereinigt und nach dem Trocknen mit festgedrehten Stopfen aus entfetteter Watte verschlossen.

b) Ein **Reagensgläsergestell.**

Für die Zwecke der Komplementablenkung dürften sich die Woitheschen Gestelle (Fig. 17) empfehlen, da man hier bei dem vor dem

---

[1]) Obwohl schon bei den verschiedenen Vorversuchen die Mehrzahl der Apparate und Reagentien gebraucht werden und teilweise bereits ausführlich besprochen werden sind, will ich doch hier, der Übersichtlichkeit halber, noch einmal kurz zusammenfassend alles das erwähnen, was bei der Ausführung einer jeden Reaktion dem Untersucher gebrauchsfertig zur Hand sein muß.

Einstellen in den Brutschrank stets nötigen Durchschütteln nicht jedes einzelne Röhrchen aus dem Gestell herauszunehmen braucht, sondern gleich sämtliche Gläser auf einmal tüchtig umschütteln kann. Hat man mehrere Proben zu untersuchen, so wählt man ein längeres, zweietagiges Gestell.

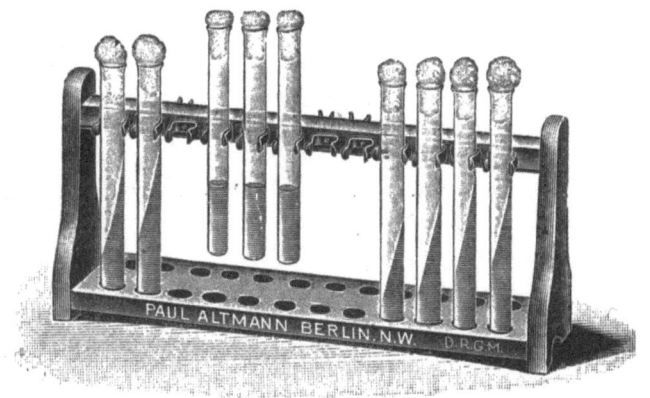

Fig. 17.

c) **Sterile Meßpipetten** von 1 ccm und 10 ccm, in 100 Teile geteilt (Teilung bis zur Spitze reichend!).

Beim Gebrauch der Pipetten wird das Ablaufen der Flüssigkeit durch Aufdrücken der Kuppe des Zeigefingers reguliert. Beim Einfüllen der ersten Flüssigkeit, so insbesondere bei der Abmessung sehr kleiner Mengen, nimmt man am besten das Reagensglas aus dem Gestell in die linke Hand und läßt, die Spitze der Pipette auf dem Boden des Glases, die Flüssigkeit auslaufen. Sonst läßt man diese an der Wand des Reagensglases herablaufen. Die Sterilisation der Pipetten wie der Reagensgläser geschieht im Heißluftsterilisator durch halbstündiges Erhitzen bei 160°. Hat man diesen aber nicht zur Hand, so genügt vollkommen mehrmaliges Durch- bzw. Ausspülen mit destilliertem Wasser und Nachspülen mit Alkohol und Äther. Nur müssen Reagensgläser wie Pipetten vollkommen trocken sein.

d) **Physiologische (isotonische) Kochsalzlösung** in genügender Menge, am besten in mehreren Erlenmeyerschen Kolben.

Bei der Herstellung der physiologischen Kochsalzlösung ist es notwendig, destilliertes Wasser zu nehmen; dagegen ist es nicht unbedingt erforderlich, die Kochsalzlösung zu sterilisieren. Ferner ist darauf zu achten, daß sie nicht weniger als 0,85 oder 0,9 % Kochsalz enthält, und daß das letztere chemisch rein sei. Nur dann ist nicht zu fürchten, daß diese Kochsalzlösung schon an und für sich hämolytisch wirkt. Es empfiehlt sich trotzdem, frisch bereitete Kochsalzlösung zu prüfen, ob sie nicht die roten Blutkörperchen des Schafes, die man im Versuch verwenden will, auflöst, schon deshalb, weil es Schafe gibt, deren rote Blutkörperchen auch von tadellos bereiteter Kochsalzlösung aufgelöst werden. Dasselbe kann eintreten, wenn einem bes. älteren Hammel mehrere Male hintereinander Blut entnommen wurde.

e) Einen **Blaustift**, mit dem man die im Versuch befindlichen Reagensgläser am besten fortlaufend numeriert, und ein **Protokollbuch**, in das man den Ausfall der Reaktion jedes untersuchten Serums und eine kurze Krankengeschichte des Patienten, von dem das Serum stammt, einträgt (Schema cf. S. 74).

f) **Das zu untersuchende Serum,** das ziemlich frisch sein muß, in genügender Menge. Es muß inaktiviert, möglichst ungetrübt und frei von roten Blutkörperchen sein.

g) Einen **brauchbaren Extrakt.**

Der Extrakt, am besten ein alkoholischer Extrakt aus der Leber eines hereditär-luetischen Fötus oder Kindes, muß in einer Stärke von 0,1—0,2 ccm mit derselben Menge eines sicher luetischen Serums und dem hämolytischen System eine komplette Hemmung, mit der doppelten und derselben Menge eines sicher nicht luetischen Serums, aber eine völlige Hämolyse bewirken. Auch darf er in gebrauchsüblicher Dosis und in der doppelten Menge derselben an sich nicht im geringsten hemmend wirken (cf. S. 50).

Die Verdünnung, die aus der alkoholischen Stammlösung mit physiologischer Kochsalzlösung hergestellt wird, muß bei allen Versuchen möglichst gleichmäßig vorgenommen und jedesmal frisch bereitet werden. Steht die verdünnte Mischung schon einige Zeit, dann muß diese vor dem Zufügen zum Versuch noch einmal umgeschüttelt werden (cf. S. 46).

Die Stammlösung wird sogleich nach Herstellung der nötigen Verdünnung wieder fest verschlossen und in den Eisschrank gestellt.

h) **Frisches Meerschweinchenserum als Komplement.**

Von dem möglichst noch am Tage der Ausführung der Reaktion gewonnenen Meerschweinchenserum stellen wir uns die nötige Menge einer Verdünnung 1 : 10 (mit physiologischer Kochsalzlösung) her. Das Komplement soll Sonnenstrahlen möglichst wenig ausgesetzt werden.

i) **Hämolysin** (hämolytischer Amboozeptor).

Der Titer des hämolytischen Kaninchenserums muß genau bekannt sein. Für die Reaktion selbst nehmen wir die 3- bis

4 fach lösende Dosis. Wir halten uns entweder eine bestimmte, für den Versuch ausreichende Menge einer Mischung des Ambozeptors mit physiologischer Kochsalzlösung bereit, in der Weise, daß jeder ccm dieser Mischung die 3—4 fach lösende Dosis des Ambozeptors enthält, oder wir fügen einer bestimmten Menge der 5 proz. Hammelblutkörperchenaufschwemmung, etwa zwanzig Minuten vor dem Zusetzen derselben zum Versuch, so viel Immunserum zu, so daß wiederum 1 ccm dieser Aufschwemmung die nötige Menge Ambozeptor enthält. Wir „sensibilisieren" so die roten Blutkörperchen, d. h. wir machen sie empfindlicher für die Aufnahme des Komplements, was einen gewissen Vorteil für den schnelleren Eintritt der Reaktion bedeutet.

k) Für den eigentlichen Versuch brauchen wir noch ein **inaktiviertes, sicher luetisches Serum** und ein **inaktiviertes, sicher nicht luetisches Serum**, welches wir zu zwei, wenn auch nicht absolut unentbehrlichen, aber doch wichtigen Kontrollen benötigen.

l) Es braucht nicht besonders hervorgehoben zu werden, daß wir auch einen Brutschrank, der auf 37° C eingestellt ist, und ein Wasserbad von 55—56° C gebrauchsfertig halten müssen.

Haben wir uns alle diese Apparate und Reagentien bereitgestellt, so beginnen wir mit der eigentlichen Ausführung des Versuches.

II. Technik der ursprünglichen Wassermannschen Reaktion.

Zu jeder Probe benötigen wir 2 Reagensgläser, von denen das eine dem eigentlichen Versuche, das zweite der Kontrollprobe des Serums dient. In jedes der beiden Röhrchen bringen wir 0,2 ccm des zu untersuchenden (inaktivierten) Patientenserums und füllen beiderseits mit 0,8 ccm physiologischer Kochsalzlösung auf 1 ccm auf[1]). Ins erste Röhrchen kommen dann

---

[1]) Wenn irgend angängig, so untersuche man lieber das Serum noch in der halben Dosis, also noch in der Menge von 0,1, weil es möglich ist, daß mit der größeren Serummenge die Reaktion einmal weniger deutlich ausfallen kann als mit der kleineren. Es kann dies ev. darauf beruhen, daß, wie auch sonst bei Immunitätsreaktionen, ein gewisses Optimum der Reaktion besteht, und daß die Deutlichkeit der Reaktion nicht allein von der Größe der Dosis abhängt, sondern davon, daß die Dosen im richtigen Verhältnis stehen.

0,2 ccm (oder mehr, je nach der Güte des Extraktes) Leberextrakt und wieder 0,8 ccm physiologischer Kochsalzlösung (Verhältnis 1 : 5) bzw. bei mehreren Proben 1 ccm einer Mischung aus Extrakt und physiologischer Kochsalzlösung im Verhältnis 1 : 5. Ins zweite, das Kontrollröhrchen, füllen wir nur 1 ccm physiologischer Kochsalzlösung, also keinen Extrakt. Dann wird beiden Röhrchen 0,1 ccm Komplement und 0,9 ccm physiologischer Kochsalzlösung bzw. 1 ccm einer Mischung aus beiden im Verhältnis 1 : 10 zugesetzt. Nach tüchtigem Durchschütteln werden beide Röhrchen (und die gleich zu besprechenden Kontrollen) mit Wattepfropfen verschlossen und für eine Stunde in den Brutschrank gesetzt. Hierauf werden diesen Röhrchen (und sämtlichen Kontrollen) entweder je 1 ccm physiologischer Kochsalzlösung, die die nötige Menge des hämolytischen Serums enthält, und 1 ccm einer 5 proz. Hammelblutkörperchenaufschwemmung, oder nur 1 ccm einer 20 Minuten vorher mit der nötigen Ambozeptormenge sensibilisierten 5 proz. Blutkörperchenaufschwemmung zugesetzt. Nach gutem Durchschütteln und Verstopfen der Röhrchen werden sie nochmals für 1—2 Stunden in den Brutschrank gebracht[1]). Während oder nach dieser Zeit wird das Resultat abgelesen und notiert, in welcher Röhre Hemmung der Hämolyse, also eine positive Reaktion, oder komplette Hämolyse, also eine negative Reaktion, eingetreten ist.

Nach Beendigung der Reaktion und nach der Ablesung werden die Röhrchen für 24 Stunden auf einen Eisschrank gestellt; nach dieser Zeit in der eine Nachlösung eintreten kann, wird zur Kontrolle noch einmal abgelesen.

Fragen wir uns nun, welche Kontrollversuche für eine sichere Diagnose absolut notwendig sind, so bin ich der Meinung, daß namentlich der auf diesem Gebiete noch wenig Geübte in jedem Falle möglichst alle Kontrollen ausführt, die schon der Begründer dieser Methode und seine Mitarbeiter gefordert haben. Nach Gg. Meyer soll beispielsweise kontrolliert werden:

---

[1]) Nach Jakobsthal kann die Wassermannsche Reaktion weit schärfer ausfallen, wenn man die erste Phase des Prozesses nicht im Brutschrank, sondern im Eisschrank vor sich gehen läßt. Ob sich diese „Eisschrankmethode" bewährt, muß sehr abgewartet werden.

1. Die Spezifizität der Reaktion, indem man die zu untersuchenden Sera auch gegen normalen Extrakt prüft.
2. Die Wirksamkeit und Spezifizität des Luesextraktes, indem man ihn sowohl mit sicher positiven als auch mit sicher negativen normalen, möglichst frischen Standardseris versetzt.
3. Die Brauchbarkeit der Standardsera, indem man sie auch gegen normalen Extrakt prüft.
4. Die Wirksamkeit des hämolytischen Systems.
5. Die Unfähigkeit sämtlicher zur Verwendung gelangender Sera und Extrakte für sich allein (am besten auch in der doppelten Dosis, wie beim Hauptversuch), schon Komplement zu fixieren.

Nach Citron sind bei Verwendung von wässerigem Extrakte in jedem Falle folgende Kontrollen anzustellen:
1. Zu prüfendes Serum und Normalextrakt in der gleichen Konzentration.
2. Sicher syphilitisches Serum, das bereits bezüglich seiner Reaktion bekannt ist, mit luetischem Extrakt.
3. Dasselbe Serum mit normalem Extrakt.
4. Normales Serum mit luetischem Extrakt.
5. Normales Serum mit normalem Extrakt.
6. Luetisches Antigen in doppelter und einfacher Dosis.
7. Normaler Extrakt in doppelter und einfacher Dosis.
8. Zu prüfendes Serum in doppelter und einfacher Dosis.
9. Luetisches Serum in doppelter und einfacher Dosis.
10. Normales Serum in doppelter und einfacher Dosis.

Außerdem noch die üblichen Systemkontrollen. Bei Verwendung von alkoholischem Extrakt bleiben die Kontrollen mit Normalextrakt fort.

Um den Wert der einzelnen Kontrollen und ihrer Gesamtheit für die Sicherheit der Untersuchung ist von jeher ein heißer Kampf in der Literatur geführt worden. Meiner Ansicht nach kann der Geübtere, unbeschadet der Zuverlässigkeit der Reaktion, mehrere dieser Kontrollen entbehren. Es genügt im allgemeinen, wenn man folgende Kontrollen anstellt:
1. Ein sicher luetisches Serum in derselben Dosis wie das zu untersuchende Serum mit und ohne Extrakt.

2. Ein sicher nicht luetisches Normalserum in der gleichen Weise.
3. Das zu untersuchende Serum ohne luetischen Extrakt.
4. Den luetischen Extrakt allein ohne Serum in doppelter und in der gleichen Dosis wie beim eigentlichen Versuch.
5. Das hämolytische System (Komplement, Ambozeptor und Blutkörperchen).

Haben wir z. B. drei Sera, x, y, z, zu untersuchen, und bezeichnen wir die komplette Hemmung mit +, die komplette Lösung dagegen mit —, so würde sich das Protokoll nach Ablauf der Reaktion ungefähr folgendermaßen darstellen lassen:

Laufende Nr.	Zu untersuchende Sera	Anamnese und kurzer Status	Verwendete Serummenge	Verwendete Extraktmenge	Ausfall der Reaktion
1	positives	sicher positiv aus	0,2	0,2	+ (positiv)
2	Kontrollserum	letzter Untersuch.	0.2	—	—
3	negatives	sicher negativ aus	0,2	0,2	— (negativ)
4	Kontrollserum	letzter Untersuch.	0,2	—	—
5	Serum x	Infectio negiert;	0,2	0,2	— (negativ)
6		suspekte Psoriasis	0,2	—	—
7	Serum y	Infect. vor neun	0,2	0,2	+ (positiv)
8		Wochen; Roseola	0,2	—	—
9	Serum z	Infect. vor 15 Jahr.	0,2	0,2	+ (positiv)
10		Ulcus cruris, susp.	0.2	—	—
11	Extrakt in doppelter Dosis	—	—	0,4	—
12	Extrakt in einfacher Dosis	—	—	0,2	—
13	hämolyt. System	—	—	—	—

Aus diesem Protokoll, dessen Form und Fassung für Untersuchungen einer größeren Anzahl von Seren zu empfehlen ist, geht hervor, daß:

1. Serum x einen negativen Ausfall der Wassermannschen Reaktion,
2. Serum y und z dagegen einen positiven Ausfall geben;
3. daß sämtliche Untersuchungssera ohne Extrakt kein Komplement binden, und daß

4. der Ausfall sämtlicher Kontrollen richtig ist (das positive Serum reagiert positiv, das Normalserum negativ, der Extrakt hemmt weder in doppelter noch in einfacher Dosis, ebensowenig das hämolytische System)[1]).

Aber zwei Punkte sind bei der Ausführung der Wassermannschen Reaktion bis heute noch strittig, auf die ich jedoch hier etwas ausführlicher eingehen muß, da sie gerade für den Praktiker sehr zu beachten sind.

Da ist erstens die Frage, wann ist die Reaktion vollendet, wann kann man die endgültige Ablesung vornehmen? Wassermann und seine Mitarbeiter haben anfänglich den Versuch nach Zusatz des hämolytischen Amboceptors und der Blutkörperchenaufschwemmung für 2 Stunden in den Brutschrank gestellt und ihn sich dort gewissermaßen „automatisch" weiter entwickeln lassen. Aber schon Gg. Meyer warnt vor einem derartigen Vorgehen. Er verlangt, daß man den Versuch im Brutschrank von Zeit zu Zeit kontrolliert und ihn, wenn in allen Kontrollröhrchen die Hämolyse beendet ist, aus dem Brutschrank herausnimmt und auf Eis stellt, auch wenn die ursprünglich vorgeschriebenen 2 Stunden noch nicht abgelaufen sind. Die Röhrchen mit positiver Reaktion kennzeichnen sich durch eine mehr oder weniger starke Trübung, je nach der Menge des fixierten Komplements. Der Versuch wird dann, namentlich wenn die roten Blutkörperchen vorher sensibilisiert wurden, in viel kürzerer Zeit ($\frac{1}{2}$—1 Stunde) nach Zusatz des hämolytischen Systems beendet sein. Für den Zeitpunkt der Entnahme des ganzen Versuchs aus dem Brutschrank ist es besonders wertvoll, stets ein bekanntes positives und negatives Kontrollserum mit eingestellt zu haben, da man dann, wenn diese beiden Sera und die anderen Kontrollen die richtige Reaktion zeigen, den Versuch als beendet ansehen und die Ablesung vornehmen kann.

Um bei der Komplementbindungsmethode den Eintritt und Verlauf der Reaktion in den einzelnen Röhrchen bei konstanter Temperatur fortwährend in bequemer Weise vom Arbeitsplatz

---

[1]) Die Gepflogenheit mancher Autoren, jede Untersuchung eines Serums mit zwei verschiedenen guten Extrakten vorzunehmen, gewährt vielleicht eine größere persönliche Sicherheit. Notwendig ist ein solches Vorgehen nicht.

aus beobachten zu können, hat Weidanz einen durchsichtigen Brutschrank (Fig. 18) angegeben.

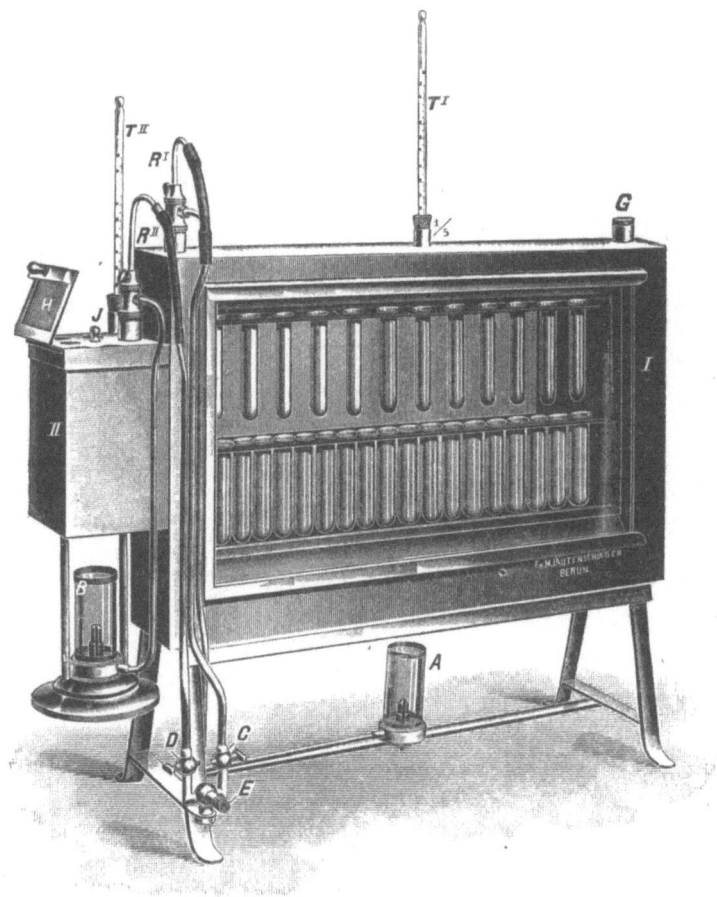

Fig. 18.

Der Brutschrank besteht aus einem doppelwandigen Wasserbehälter aus Metall, welcher in Gestalt eines Rahmens den Innenraum umgibt. Dieser wird an der Vorder- und Rückseite durch je zwei Glasplatten abgeschlossen; die äußeren Glasscheiben sind zum Auswechseln. In den Innenraum führt eine Tube, durch die ein Thermometer (T I) zur Kontrolle der Temperatur eingeführt ist. Die Regulierung derselben geschieht durch einen sehr empfindlichen Mikrothermoregulator (R I), der sich in einer Metallhülse des Wasserbades befindet und mittels eines massiven Metallrohres (C) mit dem Brenner (A) verbunden ist. Durch Tube G wird das Wasser in den Wasserraum gefüllt. Der Brutschrank befindet sich auf einem Gestell, an dem der Mikrobrenner (A) mit Glimmerzylinder angebracht und feuersicher mit dem Thermoregulator verbunden ist. Der Brutschrank ist ferner so eingerichtet, daß an demselben ein Wasserbad (II) zur Inaktivierung der einzelnen das Serum enthaltenden Röhrchen angehängt werden kann. Durch einen Mikrothermoregulator (R II) und den Brenner B, die ebenfalls mittels eines Metallrohres (D) verbunden sind, wird eine konstante Temperatur von 56⁰ C erreicht. Das Wasserbad besitzt zur Aufnahme der mit den zu inaktivierenden Flüssigkeiten gefüllten Reagensgläser vier auswechselbare Metallplatten (J), welche mit je nach der Weite der verwendeten Gläser verschieden großen Löchern versehen sind. Damit die Röhrchen in dem Wasser bleiben und nicht hochgedrückt werden können, wird ein Klappdeckel (H) auf die Wattepfropfen der Gläser gelegt. Zur Kontrolle der Temperatur im Wasserbade dient ein Thermometer (T II).

In den Innenraum des Brutschrankes, der sehr klein ist, werden die Reagensgläser mittels eines knopfgabelähnlichen oder mit Löchern versehenen Metallsteges aufgehängt.

Als zweiter Punkt kommt das oft recht unangenehme Phänomen der „Nachlösung" in Betracht, das unter Umständen die Diagnose sehr erschweren kann. Es kommt nämlich manchmal vor, daß bei einem Serum das unmittelbar nach der Entnahme des Versuchs aus dem Brutschrank eine völlige Hemmung ergeben hatte, am anderen Morgen nachträglich Hämolyse eingetreten ist. Dieselbe kann verschieden stark sein. Derartige Fälle werden von den einzelnen Autoren verschieden gewertet. **Ich bin der Ansicht, daß nur solche Fälle diagnostisch verwendet werden können, die bei doppelter Ablesung (nach Entnahme aus dem Brutschrank und am nächsten Morgen) vollkommen gleiche Ablesungsresultate geben** oder bei positiver Reaktion am anderen Tage wenigstens noch eine starke Kuppe ungelöster roter Blutkörperchen aufweisen. Infolgedessen kann man für die Beurteilung des Ausfalles der Reaktion meiner Ansicht nach überhaupt nur zwei Möglichkeiten annehmen, entweder **das betreffende Serum hemmt vollkommen** (ev. mit nur geringer Nachlösung) und wird dann als **positiv** bezeichnet, oder **es löst vollkommen** (ev. mit ganz geringer Kuppe am anderen Morgen) und gilt dann als **negativ**. Sera mit nicht derartig sicher ausgesprochener Endreaktion kann man vielleicht noch als $\pm$, als schwankend, bezeichnen. Derartige Sera untersucht man entweder noch mit anderen Extrakten oder nimmt eine zweite Blutuntersuchung 3—4 Wochen später vor, die in der Regel dann einen sicher positiven oder negativen Ausfall gibt.

Auf ein eigenartiges Verhalten mancher Sera macht Meirowsky aufmerksam. Manche Sera geben nämlich bei wiederholten zeitlich verschiedenen Untersuchungen mit denselben Reagentien verschiedene Resultate. Meirowsky führt dieses „paradoxe Phänomen" auf die Mitwirkung noch unbekannter Eigenschaften jedes einzelnen der zur Untersuchung verwandten Bestandteile zurück. Bei solchen paradoxen Seris kann, was auch Meirowsky betont, natürlich nur die positive Reaktion für unsere Diagnose und für unser eventuelles ärztliches Handeln maßgebend sein.

Anfänglich glaubte man im Ausfall der Reaktion verschiedener Sera quantitative Unterschiede feststellen zu können.

So war lange Zeit sehr gebräuchlich ein von Citron vorgeschlagenes Verfahren zur Titration der Luetikersera, vor allem die von ihm vorgeschlagene Bezeichnung des Ausfalles der Wassermannschen Reaktion.

Citron nahm die Wertbestimmung in der Art vor, daß er bei der Untersuchung eines jeden Serums zwei Verdünnungen des Extraktes und des Serums wählte, so daß

1. 0,2 luet. Extrakt + 0,2 Serum und
2. 0,1   -   + 0,1   -

angesetzt wurden. Hierbei gibt es nach Citron folgende 6 Möglichkeiten:

a) Nr. 1 und Nr. 2 zeigen vollständige Hemmung der Hämolyse: + + + +   stark positiv

b) Nr. 1 zeigt vollständige und Nr. 2 unvollständige Hemmung: + + +

c) Nr. 1 zeigt vollständige Hemmung und Nr. 2 komplette Hämolyse: + +   schwach positiv

d) Nr. 1 zeigt unvollständige Hemmung und Nr. 2 komplette Hämolyse: +

e) Nr. 1 zeigt zweifelhafte Hemmung und Nr. 2 komplette Hämolyse: ±   zweifelhaft (schwankend)

f) Nr. 1 und Nr. 2 zeigen komplette Hämolyse: — negativ

Fr. Lesser unterscheidet nur vier Stufen:
1. + + +
2. + +
3. +
4. —

Blaschko traf ursprünglich eine ähnliche Einteilung:
1. + + stark positiv
2. + schwach positiv
3. ± zweifelhaft
4. — negativ

Aber auch Blaschko ist später von dieser Vielheit der Bezeichnungen abgegangen, und in der richtigen Erkenntnis, daß diese mehr oder weniger vom subjektiven Empfinden abhängigen Bezeichnungen nichts Präzises sagten und auf den Fernerstehenden nur verwirrend wirken müßten, hat sein Assistent, L. Meyer, folgende Differenzierung vorgeschlagen, die ja auch meinen Angaben vollkommen entspricht:

stark positiv = + (vollkommene Trübung) ⎫
schwach positiv = ± (unvollkommene Trübung) ⎬ Lues
negativ = — (keine Trübung) keine Lues.

Die Versuche, kolorimetrisch eine Wertbezeichnung für verschiedene Luessera zu begründen, haben sich nicht bewährt, und auch der Versuch von Finkelstein, aus der Dichte der Erythrozytenemulsion nach Beendigung der Reaktion prozentuell den Grad ihrer Auflösung zu messen, muß erst ausreichend erprobt werden, um der Praxis übergeben werden zu können.

Die manchmal zu beobachtende störende „Eigenhemmung" von Patientenseris (auch in der Serumkontrolle dieser Probe tritt keine Hämolyse ein) ist wohl meist auf den Umtand zurückzuführen, daß das betreffende Serum zu alt ist bzw. zu lange nach der Entnahme des Blutes untersucht worden ist. Das Serum ist dann unbrauchbar. Sehr trübe frische Sera können wohl auch hin und wieder einmal ohne Extrakt hemmende Eigenschaften annehmen, deshalb empfiehlt es sich, das Blut nicht unmittelbar nach einer Mahlzeit von dem Patienten zu entnehmen, sondern am Morgen nüchtern, da dann in den meisten Fällen das Serum völlig klar ist.

Modifikationen der Wassermannschen Reaktion.

Die verschiedenen Versuche, die Wassermannsche Reaktion zu modifizieren, gehen hauptsächlich von zwei Gesichtspunkten aus: Vor allem suchte man die ursprüngliche Wassermannsch

Methode in ihrer Technik zu vereinfachen. Sodann aber glaubte man, durch Änderung der von Wassermann und seinen Mitarbeitern angegebenen Versuchsanordnung die derselben eventuell anhaftenden Fehlerquellen zu vermeiden und so die Reaktion diagnostisch zu verfeinern.

Die ersten Versuche einer Modifikation der Wassermannschen Reaktion, die schon sehr früh angestellt wurden, bezweckten in erster Linie, ihre Technik zu vereinfachen und ihre Ausführung insbesondere bei zahlreichen Untersuchungen zu erleichtern.

I. Die Ausführung der Wassermannschen Reaktion nach R. Müller.

R. Müller hat schon sehr früh ein Verfahren ausgearbeitet, um mit kleinsten Mengen Blut zu arbeiten. Das Verfahren scheint sehr einfach und bequem zu sein; es werden die Flüssigkeitsmengen nicht gemessen, sondern in Tropfen gezählt. Im übrigen sind dieselben Flüssigkeiten und Geräte erforderlich wie bei der Original-Wassermannschen Methode. Nur wird von Müller außer dem von ihm angegebenen alkohol. Meerschweinchenherzextrakt (s. S. 43) das Schafblut in 50 proz. (nicht in 5 proz.) Aufschwemmung benutzt.

Die Untersuchung selbst wird nach Müller folgendermaßen ausgeführt:

In jedes Reagensröhrchen kommen 10 Tropfen physiologischer Kochsalzlösung und 1 Tropfen Komplementserum. Dazu ferner

in Röhrchen 1: 1 Tropfen des inaktivierten zu prüfenden Patientenserums;
- 2: 1 Tropfen Patientenserum + 2 Tropfen Herzmuskelextrakt;
- - 3: 1 Tropfen inaktivierten, sicher luetischen Serums;
- - 4: 1 Tropfen luetischen Serums + 2 Tropfen Extrakt;
- - 5: 1 Tropfen inaktivierten normalen Serums;
- - 6: 1 Tropfen inaktivierten normalen Serums + 2 Tropfen Extrakt;
- 7: 2 Tropfen Extrakt.

Nach einstündigem Aufenthalt bei 37⁰ C wird je 1 Tropfen der Blutaufschwemmung und die doppelt lösende Dosis des Ambozeptorserums hinzugesetzt, neuerdings 1½ Stunden bei 37⁰ bebrütet und dann das Ergebnis notiert. Müller sieht den Hauptvorzug seines Verfahrens darin, daß man nur kleine Mengen von Blut und Arbeitsmaterial braucht, und daß man sehr schnell arbeiten kann. Blaschko fand das Verfahren außerordentlich einfach und glaubt es empfehlen zu können. Andere Mitteilungen über Erfahrungen mit dieser Methode liegen in der Literatur noch nicht vor.

II. Die Weidanzsche Modifikation der Wassermannschen Reaktion.

Das Prinzip der Verwendung kleiner Blutmengen für die Komplementbindungsreaktion, auf dem, wie wir eben gesehen haben, die Müllersche Modifikation beruht, wurde zum ersten Male in der serologischen Praxis von Carnwath angewendet. Carnwath empfahl nämlich eine von ihm für die Uhlenhuthsche Blutreaktion angegebene Methode folgendermaßen zur Verwendung bei der Komplementablenkung:

Um mit den in Frage kommenden kleinen Flüssigkeitsmengen genau quantitativ arbeiten zu können, müssen die einzelnen Komponenten, die in demselben Verhältnis wie bei der gewöhnlichen Methode der Komplementablenkung zugesetzt werden sollen, so verdünnt werden, daß man immer gleiche Mengen nehmen kann. Würde man z. B. folgendes System

1	ccm	Untersuchungsflüssigkeit
0,1	-	präzipitierendes Serum
0,05	-	Komplement
0,001	ccm	Ambozeptor (hämolysierender)
1	-	5 proz. Blutlösung

benutzen wollen, so würde man bei Anwendung gleicher Mengen das präzipitierende Serum 1 : 10, das Komplement 1 : 20 und den Ambozeptor 1 : 1000 verdünnen müssen. Wie viel nun von den einzelnen Flüssigkeiten genommen wird, ist vollkommen gleichgültig; nur müssen immer gleiche Mengen zur Verwendung kommen.

Auf diesen Carnwathschen Angaben beruht nun die von Weidanz angegebene (und zum ersten Male am 13. Juni 1908 in der Freien Vereinigung für Mikrobiologie vorgetragene) Technik der Wassermannschen Reaktion auf Syphilis bei Anwendung kleinster Blutmengen.

Weidanz, der ursprünglich diese Modifikation für die Verwendung kleinster Blutmengen angegeben hat, beschreibt die Technik folgendermaßen:

Zur Ausübung der Reaktion genügen 1—4 Tropfen Blut, die man leicht aus der Fingerbeere oder besser noch aus dem Ohrläppchen des zu Untersuchenden erhält. Das Serum wird dann entweder mit Hilfe der von Schottelius - Czaplewski angegebenen Röhrchen oder nach der Wrightschen Methode gewonnen. Zur genauen quantitativen Bestimmung der in Frage kommenden kleinen Flüssigkeitsmengen müssen die einzelnen Komponenten so verdünnt werden, daß man immer gleiche Mengen nehmen kann, ohne daß dabei das Verhältnis geändert wird. Würde man beispielsweise folgendes System benutzen wollen:

0,2 ccm Untersuchungsserum
0,2 - syphilitischen Leberextrakt
0,1 - Komplement
0,001 - Ambozeptor
1,0 - 5 proz. Hammelblutlösung,

so würde man bei Anwendung gleicher Mengen das Komplement 1 : 10, das zu untersuchende Serum und den syphilitischen Leberextrakt 1 : 5 und den Ambozeptor 1 : 1000 verdünnen müssen. Dann ist es gleichgültig, ob von den so verdünnten Flüssigkeitsmengen je 1 ccm oder 0,1 ccm oder 0,01 ccm verwendet werden, da, vorausgesetzt natürlich, daß immer gleiche Teile genommen werden, das Mengenverhältnis der einzelnen Flüssigkeiten immer dasselbe bleibt.

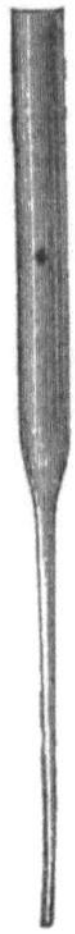

Weidanz, der, wie schon erwähnt, nur mit sehr kleinen Blut- bzw. Serummengen gearbeitet hat, verwendet Kapillaren, auf denen man mit einem Fettstift die Flüssigkeitssäule der Serummengen bezeichnet, um immer von den einzelnen Komponenten gleiche Mengen zu erhalten. Das erhaltene Serum wird mittels selbst ausgezogener steriler Kapillaren (Fig. 19) in ein steriles Uhrgläschen ausgeblasen und dann mit demselben Röhrchen der Extrakt und das Komplement zugesetzt. Durch wiederholtes Aufsaugen in die Kapillare werden die einzelnen Flüssigkeiten gut durchgemischt. Dann werden diese Mischungen in kleine, unten zugeschmolzene, etwa 5—6 cm hohe Kapillarröhrchen vorsichtig mittels einer frischen Kapillare eingefüllt und für 1 Stunde in den Brutschrank gestellt. Nach dieser Zeit wird entweder diesen Röhrchen mit der ersten, die Fettmarke tragenden Kapillare der verdünnte Ambozeptor und die Blutkörperchenaufschwemmung zugefügt, oder die Flüssigkeit wird vorher noch einmal in Uhrgläschen ausgeblasen, dann mit diesen Komponenten versetzt und gut gemischt. Von diesem Gemisch werden hierauf gleiche Teile wieder in die Kapillarröhrchen gebracht. Diese stellt man entweder in einem geeigneten Pappkarton oder in von Weidanz selbst konstruierten Gestellen in den Brutschrank zurück.

Fig. 19.

An Stelle der mit Marken versehenen Kapillaren wählte Weidanz bald feine Thermometerpipetten (0,1 ccm geteilt in 100 Teile) und zur Vornahme der nötigen Verdünnungen statt der Uhrgläschen kleine mit einem Stopfen verschließbare Röhrchen.

Nach meinen Erfahrungen eignet sich die Weidanzsche Methode zur Untersuchung kleinster Blutmengen nicht für die Praxis. Denn einmal erfordert diese komplizierte Technik neben einem umständlichen Apparat feinster Pipetten, Kapillaren und Gläschen ganz besonders genaues und exaktes Arbeiten und vor allem große Übung im Pipettieren. Sodann aber ist es gar nicht notwendig, in der Praxis mit so minimen Serummengen zu arbeiten. Wenn man aber, wie auch schon Weidanz angegeben hat, stets so viel Blut entnimmt, daß man wenigstens 0,05 ccm Serum erhält, so vereinfacht sich diese Methode ganz enorm! Wenn man nämlich diese Menge Serum vorschriftsmäßig verdünnt, so bekommt man 0,25 ccm Untersuchungsflüssigkeit, von der man bei einiger Übung im Pipettieren mit den gewöhnlichen 1-ccm-Pipetten je 0,1 ccm für die Reaktion selbst und die nötige Serumkontrolle abmessen kann. Setzt man nun von den in demselben Verhältnis wie bei der ursprünglichen Wassermannschen Reaktion (mit 0,2 ccm Serum) gemischten übrigen Komponenten ebenfalls je 0,1 ccm hinzu, so hat man am Ende der Reaktion 0,4 bzw. 0,5 ccm Flüssigkeit in einem Röhrchen. Mit diesen Mengen, dem vierten Teil der ursprünglichen Methode, kann man aber die ganze Reaktion wie die Verdünnungen selbst in den sehr handlichen Uhlenhuthschen Röhrchen (kleine Reagensgläschen von ca. 10 cm Länge und 0,5 cm Durchmesser) ausführen. Die Blutentnahme gestaltet sich äußerst einfach, wenn man etwa in der Mitte des Ohrläppchens oder in der Fingerbeere, am besten mittels der von Kirstein angegebenen Blutlanzette[1]), einen Einstich macht und das in Tropfen herausquellende Blut mit dem Wattebausch eines Czaplewski-Röhrchens (Fig. 20) Fig. 20. auffängt. Etwa 8—10 Tropfen genügen. Das Gläschen wird dann wieder verschlossen und ev. (für den Versand) noch mit Paraffin oder Siegellack umgeben. Später kann man durch längeres Zentrifugieren mühelos das Serum gewinnen und mit

---

[1]) Diese kann durch Auskochen in einem Reagensglas jedesmal leicht sterilisiert werden.

einer Kapillare abpipettieren. Das erhaltene Serum wird, im richtigen Verhältnis verdünnt (gewöhnlich 1 : 5), inaktiviert.

Nach meinen eingehenden vergleichenden Untersuchungen gibt diese Technik der Wassermannschen Reaktion (bei Verwendung von möglichst nicht unter 0,05 ccm Serum) mit der ursprünglichen Reaktion (mit größeren Serummengen) vollkommen übereinstimmende Resultate.

Auf Grund guter praktischer Erfahrungen glaube ich ferner, daß sie in der Praxis recht brauchbar ist. Ich bin der Ansicht, daß diese Modifikation, die bei einiger Übung von jedem Untersucher mit großer Exaktheit ausgeführt werden kann, sich in der Folgezeit noch sehr bewähren wird. Ihre Anwendung ist vor allem gegeben bei der Untersuchung von Säuglingen, Kindern, Schwangeren und marantischen oder kachektischen Personen sowie in der geburtshilflichen und zahnärztlichen Praxis, wie überhaupt da, wo man aus irgendwelchen Gründen eine eingreifendere Blutentnahme nicht vorzunehmen wünscht.

Praktisch wurde diese Modifikation der Wassermannschen Reaktion weiter von mir und W. Michaelis bei über 300 Fällen an dem Material der Prof. Neumannschen Kinderpoliklinik mit gutem Erfolg erprobt.

Wassermann und Meyer und andere Autoren (Sachs, Citron, Plaut, Höhne, Boas, Thomson, F. Lesser, Ledermann usw.) sind der Ansicht, daß die ursprüngliche Wassermannsche Methodik durch keine der vielen vorgeschlagenen Modifikationen zu ersetzen oder gar zu verdrängen ist. Obwohl ich vollkommen derselben Meinung bin, möchte ich doch die beiden eben angeführten Modifikationen hiervon ausnehmen, da ihr Wesen lediglich in der Verwendung kleinerer Untersuchungsquanten besteht, ohne daß an der ursprünglichen Technik und Versuchsanordnung irgendeine einschneidende Veränderung vorgenommen worden ist. In der Hand eines serologisch gebildeten und geübten Praktikers, der unbedingten Vorbedingung für Arbeiten auf diesem Gebiete, müssen also auch sie sichere und exakte Resultate ergeben.

Im folgenden möchte ich aber auch die anderen Modifikationen ausführlich und möglichst genau den Angaben der Autoren entsprechend wiedergeben, um eventuelle weitere Nachprüfungen an der Hand dieses Buches zu ermöglichen.

III. Die Bauersche Modifikation.

Die Bauersche Modifikation der Wassermannschen Reaktion gründet sich auf die Anschauung, daß es unnötig ist, zur Anstellung der Wassermannschen Reaktion einen besonderen, durch Vorbehandlung eines Kaninchens mit Hammelblut gewonnenen Hammelblutambozeptor hinzuzufügen, da bereits im menschlichen Blutserum eine hinreichende Menge von Ambozeptoren gegen Hammelblutkörperchen vorhanden sei. Die Bauersche Methode arbeitet daher mit dem natürlichen Hammelblutkörperchenambozeptor.

Die Ausführung der Reaktion gestaltet sich folgendermaßen:

Verwendet wird ein nach einer von Bauer angegebenen Methode (s. S. 43) aus einer fötalen luetischen Leber hergestellter alkoholischer Extrakt. Zur Anstellung der Reaktion bedarf man einer Verdünnung desselben in physiologischer Kochsalzlösung (0,85 proz), die folgendermaßen austitriert wird (nach Hinrichs):

Man nimmt eine Reihe von Reagensgläsern und füllt sie mit abfallenden Mengen Leber-Extrakt (Stammlösung bzw. Verdünnung derselben), und zwar nimmt man:

Stammlösung	Verdünnung				
0,25 0,15	$1/10$	$1/10$	$1/10$	$1/10$	$1/10$
	1,0	0,5	0,25	0,15	0,1 0

Man füllt alle Röhrchen mit physiologischer Kochsalzlösung auf 1 ccm auf, gibt dann in jedes Röhrchen 1 ccm frisches Meerschweinchenserum in der Verdünnung 1 : 10 und stellt die ganze Reihe ½ Stunde in den Brutschrank bei 37°. Darauf fügt man 0,2 ccm inaktiviertes normales Menschenserum und 1 ccm 5 proz. Hammelblutkörperchenaufschwemmung hinzu. Jetzt kommen die Röhrchen nach gehörigem Durchschütteln wieder 2 Stunden in den Brutschrank. Sind nun alle Röhrchen gelöst, so ist die Extraktmenge des ersten die brauchbare. Gewöhnlich werden die ersten Röhrchen nicht gelöst sein. Die für den Luesnachweis notwendige Extraktmenge befindet sich dann in dem ersten Röhrchen, welches Lösung zeigt.

Das letzte Röhrchen dieser Reihe muß gelöst sein, sonst war entweder das Meerschweinchenserum nicht frisch oder das Menschenserum durch Fettgehalt unbrauchbar.

Bevor der Extrakt in einer bestimmten Verdünnung endgültig verwendet wird, ist es erforderlich, die Reaktion mit der gefundenen Extraktmenge an ca. 10 normalen und ca. 10 sicher luetischen Seren auf richtige Resultate erprobt zu haben.

Als Komplement muß man frisches Meerschweinchenserum verwenden. Doch kann man, wenn man viel Serum gewonnen hat, dieses unbeschadet seiner Wirksamkeit in kleinen Portionen einfrieren lassen, die man dann nach Bedarf einzeln auftauen läßt.

Das zu untersuchende inaktivierte Patientenserum soll möglichst frisch verwandt werden. Im Eisschrank hält es sich nur eine beschränkte Zeit lang. Besser wird es eingefroren aufbewahrt.

Zur Anstellung des eigentlichen Versuchs sind 4 Röhrchen nötig, die folgendermaßen gefüllt werden (nach Hinrichs):

Hauptröhrchen 1	Patientenserum 0,2 Leberextrakt 1,0 Meerschweinchen- serum $^1/_{10}$ 1,0	Normalserum 0,2 Leberextrakt 1,0 Meerschweinchen- serum $^1/_{10}$ 1,0	3
Kontrollröhrchen 2	Patientenserum 0,2 Physiol. Koch- salzlösung 1,0 Meerschweinchen- serum $^1/_{10}$ 1,0	Normalserum 0,2 Physiol. Koch- salzlösung 1,0 Meerschweinchen- serum $^1/_{10}$ 1,0	4.

Alle vier Röhrchen kommen nach tüchtigem Umschütteln auf eine halbe Stunde in den Brutschrank bei 37°. Dann füllt man noch in jedes der 4 Röhrchen 1 ccm 5 proz. Hammelblutaufschwemmung und beobachtet etwa 1½ bis 2 Stunden den Verlauf der Reaktion im Brutschrank.

In der Regel lösen sich Röhrchen 2 und 4 in 15—20 Minuten; bald darauf auch Röhrchen 3.

Tritt auch in Röhrchen 1 die Blutlösung zugleich oder gar vor Röhrchen 3 auf, so handelt es sich um das Blutserum eines Gesunden. Bleibt das Röhrchen 1 ungelöst, so handelt es sich um einen luetischen Patienten. Löst sich Röhrchen 1 nur teilweise sehr spät nach Röhrchen 2 und 3, so besteht zum mindesten ein starker Verdacht auf Lues. In einem solchen Falle empfiehlt es sich, den Versuch noch einmal anzusetzen, diesmal aber statt 0,2 menschlichem Serum 0,05 und 0,1 zu nehmen.

Voraussetzung für die Brauchbarkeit der Reaktion ist, daß das Röhrchen 2 überhaupt gelöst wird. Sollte das nicht der Fall sein, so wiederholt man die Reaktion in gleicher Weise, nur fügt man zugleich mit dem Blute noch 0,05 bis 0,2 ccm Normalserum in 1 und 2 hinzu.

Das Hinzufügen von 0,1—0,2 ccm Normalserum ist immer bei Untersuchungen des Blutes von Säuglingen unter dem 7. Monat notwendig. —

Nach Bauer erweist sich die Kombination von künstlichem und natürlichem Ambozeptor nicht nur als überflüssig, sondern unter Umständen sogar als schädlich, weil durch den hierbei geschaffenen Ambozeptorenüberschuß eine positive Reaktion in eine negative verwandelt werden könne. Diese Methode ist, wie Bauer angibt, nicht nur bequemer und einfacher, sie gibt auch viel feinere Resultate als die ursprüngliche Wassermannsche Reaktion.

Die Bauersche Methode wurde bis jetzt nachgeprüft von Hinrichs, Groß und Volk, Bering, Meirowsky und Stern, Hügel und Ruete und von den meisten dieser Autoren als eine brauchbare Modifikation der Original-Wassermannschen Methode bestätigt. Meirowsky wie auch C. Stern beschränken aber auf Grund ihrer dahingehenden Erfahrungen und Schlüsse ihr Urteil in der Weise, daß nicht jeder nach Bauer positiv reagierende Fall mit absoluter Sicherheit als Lues angesprochen werden könne, Hügel und Ruete erklären diese Methode wegen des schwankenden Gehaltes des Ambozeptors im Menschenserum sogar als unzuverlässig.

IV. Die Sternsche Modifaktion.

M. Stern ist auf Grund zufällig gemachter, für die Reaktion ungünstiger Erfahrungen an dem im „Frigo" aufbewahrten Meerschweinchenkomplement der Ansicht, daß durch dieses Komplement, wenn auch in seltenen Fällen, unspezifische Hemmungen und Lösungen im Versuch hervorgerufen werden können. Stern schaltet infolgedessen das Meerschweinchenserum ganz aus dem Versuch aus und ersetzt es durch das eigene Komplement des zu untersuchenden menschlichen Serums, indem sie die zu prüfenden Sera im aktiven Zustand untersucht.

Für den Versuch wird aktives menschliches Serum genommen in derselben Konzentration wie früher, jedoch auch für die Kontrolle nur in einfacher Dosis.

Der syphilitische Leberextrakt wird stärker verwendet als früher, und zwar für die stärkere Konzentration $^2/_5$, für die schwächere $^1/_5$ der mit inaktivem Serum angewendeten Dosis.

Der hämolytische Amboceptor wird etwa dreimal so stark benutzt wie für die Versuchsanordnung mit Meerschweinchenkomplement (entsprechend dem täglichen Vorversuch).

Das Hammelblut braucht man für die Versuche mit aktivem Menschenserum in der halben Konzentration (2,5 %).

Das Protokoll eines Versuches nach der von Stern modifizierten Wassermannschen Methode würde sich ungefähr folgendermaßen gestalten.:

	1 ccm aktives Σ-Serum 0,2 1 ccm Σ-Extrakt . . . 0,1	0,2 0,5	0,2 Na Cl
Resultat:	positiv	positiv	negativ
	1 ccm aktives Normal- serum . . . . . . 0,2 1 ccm Σ-Extrakt . . . 0,1	0,2 0,5	0,2 Na Cl
Resultat:	negativ	negativ	negativ
	1 ccm Na Cl 1 ccm Luesextrakt	1 ccm Na Cl 0,5	
Resultat:	negativ	negativ	

1 Stunde binden im Thermostaten bei 37°, dann erfolgt Zusatz von 0,008 ccm Hammelblutamboceptor und 1 ccm 2,5 proz. Hammelblutkörperchenaufschwemmung. Das Volumen in jedem Reagensglas beträgt 4 ccm.

M. Stern selbst hat zahlreiche Sera mit ihrer Methode und gleichzeitig mit der ursprünglichen Wassermannschen Methode untersucht. Aus ihren Resultaten folgert Stern, daß durch ihre Technik die Schärfe der Reaktion sich noch vergrößere, ohne daß dieselbe ihres für Syphilis charakteristischen Wesens entkleidet werde.

Nachprüfungen dieser Methode wurden von Meirowsky sowie von Schlimpert und Voßwinkel angestellt; diese Autoren bestätigen im allgemeinen die Angaben von Stern. Weniger günstig für die Brauchbarkeit dieser Methode sind die Resultate von Isabolinsky[1]).

V. Vereinfachung der Komplementbindungsreaktion nach Hecht.

Nach Hecht zeigen nur wenige Sera einen teilweisen Mangel an natürlichen Hammelblutambozeptoren (von 325 geprüften Seren nur 11), und nur selten macht sich bei ihnen eine Verminderung des natürlichen Komplements geltend (unter 200 Seren war dies nur 3 mal der Fall). Damit wäre aber die praktische Verwendbarkeit derjenigen Methoden erwiesen, die mit den hämolytischen (Bauer) und komplementären (M. Stern) Eigenschaften des menschlichen Serums rechnen. Wenn nun, so folgert Hecht weiter, jeder dieser beiden Faktoren für sich allein verwendbar ist, ja sogar die Empfindlichkeit der Reaktion steigert, dann muß dies auch für beide zusammen, womöglich in erhöhtem Maße, zutreffen.

Hecht arbeitet also mit dem schon normalerweise im Menschenserum vorhandenen hämolytischen Ambozeptor und Komplement.

Es müssen möglichst frische Sera verwendet werden, weil sich bei den Seris bald eine Abnahme des Komplementgehaltes bemerkbar macht; ja es ist deshalb wünschenswert, das Blutserum noch am Tage der Entnahme zu untersuchen.

Als Antigen verwendet Hecht entweder alkoholischen Meerschweinchenherzextrakt (nach Müller) oder alkoholischen Extrakt eines luetischen Fötalherzens oder eines Rinderherzens.

Die Hechtsche Versuchsanordnung ist etwa folgende:

Röhrchen Nr.	Physiolog. Kochsalz-Lösung ccm	Frisches Serum ccm	2 proz. Hammelblutkörperchenaufschw. ccm	Antigen	
				einfache Dosis	doppelte Dosis
1	1	0,1	1	—	—
2	—	0,1	—	1	—
3	—	0,1	—	—	1
4	—	0,2	—	—	—

Nach einstündigem Verweilen im Brutschrank bei 37° wird den Röhrchen 2, 3 und 4 1 ccm einer 2 proz. Hammelblutaufschwemmung zugesetzt.

Nach dem Blutzusatz bleibt der ganze Versuch 1½ bis 2 Stunden im Brutschrank und kommt hierauf in den Eisschrank. Der Versuch kann nur dann als gültig angesehen werden, wenn im Röhrchen 1 vollkommene

---

[1]) Seligmann und Pinkus konnten feststellen, daß aktive Sera nicht selten eine positive Reaktion geben, obwohl keine Anhaltspunkte für Lues vorlagen. Sie halten daher die Reaktion bei Verwendung aktiver Sera nicht mehr für spezifisch und lehnen daher die Sternsche Methode ab.

Lösung eingetreten ist. Ist im Röhrchen 1 keine oder nur unvollkommene Lösung vorhanden, so kann man folgendermaßen vorgehen:
1. In alle Röhrchen kommt noch etwas von dem betreffenden Serum (0,05—0,1 ccm pro Röhrchen).
2. In die Röhrchen 2, 3 und 4 gibt man bloß die Hälfte des Blutes.
3. Von dem normalen Kontrollserum in jedes Röhrchen je nach der Lösungskraft des Normalserums 0,05—0,1 ccm pro Röhrchen.

Zur Stellung der Luesdiagnose ist es ratsam, nur dann die Reaktion als positiv anzusehen, wenn selbst bei Ambozeptorüberschuß (0,2 ccm Serum) komplette Hemmung eintritt und bei dem normalen Kontrollserum die doppelte Antigenmenge nicht hemmt.

Hecht selbst hat über 300 Sera unter Kontrolle mit der Wassermannschen Versuchsanordnung untersucht. Von diesen Seris genügte bei allen bis auf 19 ihr Eigenlösungsvermögen zur Reaktion. Aber auch bei diesen 19 erhielt er nach Zusatz von demselbem oder normalem Serum übereinstimmende Resultate.

Nach König, der ebenfalls Kontrolluntersuchungen mit der Hechtschen Methode anstellte — er modifizierte diese Methode dahin, daß er gleich von vornherein 0,2 ccm (statt 0,1 wie Hecht) des zu untersuchenden Serums nahm und auf diese Weise niemals mit Normalserum korrigieren mußte —, ist diese Methode sehr gut brauchbar, ja gibt bessere Resultate als die Original - Wassermannsche und Sternsche Methode. Sehr günstige Resultate erzielte auch Démanche mit der Hechtschen Modifikation. M. Stern stieß auf Schwierigkeiten bezüglich der praktischen Durchführung dieser Methode. Hügel und Ruete lehnen diese Methode ab, da sich bei ihren Untersuchungen herausgestellt hatte, daß viele Menschensera überhaupt keine Hammelblutambozeptoren enthalten.

VI. Ein vereinfachtes Verfahren der Serumdiagnose nach Tschernogubow.

Schon ½ Jahr, bevor Hecht seine Modifikation mitteilte, hatte Tschernogubow eine Methode angegeben, die sich auf dieselben Prinzipien gründete wie das Hechtsche Verfahren. Der Unterschied bestand nur darin, daß Tschernogubow eine 5 proz., Hecht dagegen eine 2 proz. Hammelblutkörperchenaufschwemmung verwandte. Da aber diese Modifikation von Tschernogubow erst in einer später mitgeteilten Abänderung der Technik brauchbar erschien, habe ich auch die Hechtsche Methode als eine gesonderte Modifikation beschrieben und vor diese gestellt.

Diese Methode beruht darauf, daß das Menschenserum erfahrungsgemäß sehr gehaltreich ist an physiologischen, hämolytischen Ambozeptoren gegenüber den roten Blutkörperchen des Schafes beziehungsweise des Meerschweinchens.

Man macht einen Einstich in einen Finger des Kranken und saugt mit einer Pipette (man kann sich auch mit Vorteil eines 1 ccm fassenden Zeißschen Blutmischers zum Zählen der weißen Blutkörperchen bedienen, mittels dessen man das Blut im Verhältnis 1 : 10 (0,1—1,1 ccm) verdünnt) 0,1 ccm Blut aus, welches man in ein 1 ccm 0,9 proz. physiologische Kochsalzlösung enthaltendes enges Reagensgläschen bringt. Dieselbe Blutmenge läßt man in ein anderes Reagensgläschen fließen, welches 1 ccm eines 0,5 proz. alkoholischen Extraktes aus einer gepulverten gesunden Leber in derselben physiologischen Verdünnung enthält. Frisch bereitet, besitzt dieser Extrakt konstante Eigenschaften; ist dessen Wirksamkeit festgestellt, so sind besondere Kontrollversuche unnötig. Die Reagensgläser werden abzentrifugiert, die klare Flüssigkeit wird in andere Gläschen abgegossen, diese in den Thermostat bei 30° gestellt und nach einer Stunde in jedes dieser Gläschen 0,25 ccm einer 5 proz. Emulsion gewaschener Blutkörperchen des Meerschweinchens gesetzt. (Bei Parallelversuchen mit Hammel-, Kaninchen- und Meerschweinchenblut ergab letzteres nämlich die deutlichste Hämolyse.) Zu einer Reaktion bedarf man nur 0,015 ccm Blutkörperchen, also 0,03 ccm Meerschweinchenblut, eine Menge, die man sehr leicht dem Tier durch Einschnitt ins Ohr abgewinnen und dann abwaschen kann.

Stühmer empfiehlt sehr die Tschernogubowsche Technik, die in einem größeren Prozentsatz der Fälle mehr positive Resultate ergeben soll als die ursprüngliche Wassermannsche Technik. Hügel und Ruete erscheint diese Modifikation unpraktisch, einmal da sich der Hammelblutambozeptor beim Kaninchen viel konstanter zu bilden scheint als der Menschenblutambozeptor, ferner da man zur Immunisierung eines Kaninchens eine größere Menge Menschenblut braucht, das nicht immer leicht zu beschaffen ist. Die guten Resultate, die Brieger und Renz bei der Verwendung von chlorsaurem Kali als Ambozeptor erzielt haben, sind nach Lange darauf zurückzuführen, daß der weggelassene hämolytische Ambozeptor nicht durch das chlorsaure Kali, das hier völlig indifferent bleibt, sondern ebenfalls durch den physiologischen hämolytischen Ambozeptor des Menschenserums ersetzt wird. Weitere Nachprüfungen müssen aber entschieden abgewartet werden.

VII. Modifikation und Technik nach Noguchi.

Noguchi will mit seiner Methode die Fehlerquellen und Nachteile beseitigt haben, welche denjenigen Methoden anhaften, die die empfindliche fremde Blutkörperchen als hämolytischen Indikator benutzen. Er verwendet deshalb menschliche Blutkörperchen und einen antimenschlichen Ambozeptor.

Die von H. Noguchi angegebene Methode der serologischen Untersuchung bei Syphilis erfordert:
1. Einige Tropfen des Blutserums des Patienten.
2. Suspension menschlicher Blutkörperchen für die Hämolyse.
3. Alkoholischen Auszug gewisser Gewebe oder gewisse ausgewählte Lezithinpräparate als Antigen.
4. Antimenschliches hämolytisches System aus antimenschlichem Ambozeptor mit entweder nativem oder getrocknetem Komplement.

Die nötigen Reagentien gewinnt Noguchi auf folgende Weise:
1. Antikörper: Aus der Fingerbeere oder aus dem Ohrläppchen des Patienten werden ungefähr 0,2 ccm Blut entnommen. Zur Ausführung

der Reaktion braucht man für jedes Reagensgläschen 1—2 Tropfen aus einer Kapillarpipette.

2. Gleichzeitig vermischt man einen Tropfen Blut des Patienten mit 4 ccm einer 0,9 proz. Kochsalzlösung. Diese Aufschwemmung menschlicher Blutkörperchen soll der Hammelblutkörperchenaufschwemmung nach der Wassermannschen Originalvorschrift entsprechen. So dient zur Hämolyse und wird für die Serodiagnose hiervon 1 ccm in jedes der beiden Gläschen abgemessen.

3. **Antigen.** Wässeriger oder alkoholischer Auszug der Leber eines kongenital-luetischen Fötus oder eine ausgewählte Lezithinprobe.

a) Getrocknetes Antigen auf Filtrierpapier.

Die antigenen Lipoide werden in Äther oder Alkohol aufgelöst und damit Filtrierpapier imprägniert. Nach dem Trocknen — das Lösungsmittel verdampft — wird das Papier in gleich große Streifen geschnitten, so daß jeder Streifen die zu einer Bestimmung nötige Menge Antigen enthält.

In gleicher Weise kann man Filtrierpapier mit konzentriertem alkoholischen Auszug der Leber eines kongentialluetischen Fötus herstellen.

b) Alkoholische Antigenlösung.

Die Leber eines kongential-luetischen Fötus wird 24 Stunden lang mit dem 10 fachen Volumen absoluten Alkohols ausgezogen, hierauf filtriert und das Filtrat auf ein Viertel des ursprünglichen Volumens eingeengt. Mittels Kapillarpipette nimmt man für jedes Gläschen je einen Tropfen dieser Lösung.

4. **Antimenschliches hämolytisches System.** Das System besteht aus Ambozeptor, der von Kaninchen stammt, die mit menschlichen Blutkörperchen vorbehandelt worden sind. Noguchi benutzte antimenschlichen Ambozeptor, der den Titer 0,01 ccm hatte. Diese Menge bewirkte innerhalb einer Stunde die vollkommene Hämolyse von 1 ccm einer Suspension von menschlichen Blutkörperchen, bei Gegenwart von 0,025 ccm eines frischen Meerschweinchenserums. Zur Fixationsprobe verwendet man 0,02 ccm (2 Einheiten) Ambozeptor in jedem Gläschen und 0,05 ccm (ca. 2 Einheiten) Komplement.

Für diagnostische Zwecke kann man sich bei der Herstellung des Ambozeptors dreier verschiedener Methoden bedienen.

a) Native Präparate.

(Diese Form ist nach der Anisicht Noguchis am wenigsten zu empfehlen, da sie ein „vollkommen ausgerüstetes Laboratorium und serologische Ausbildung" erfordert). Der in üblicher Weise gewonnene Ambozeptor wird inaktiviert und auf Eis aufbewahrt. Als Komplement dient frisches Meerschweinchenserum.

b) Trockene Präparate.

Trocknen des Ambozeptors bei niederer Temperatur mit Hilfe eines kräftigen Luftstromes. Im trocknen Zustand wird der Ambozeptor zerrieben, worauf er sich in einem verschlossenen Glasgefäße fast unter allen Bedingungen gut hält. Von diesem getrockneten Präparat werden z. B. 0,1 g in 14 ccm destillierten Wassers gelöst, wodurch etwa das 10 fache Volumen des originalen Serums entsteht. Von dieser Lösung kommen 0,2 ccm (2 Einheiten) auf jedes Gläschen. Getrocknetes Komplement verliert sehr leicht seine Aktivität; es muß jedesmal vor Anstellung des Versuchs austitriert werden.

c) Getrocknetes Filtrierpapiersystem.

Man tränkt Filtrierpapier von gegebener Größe mit der berechneten Anzahl Ambozeptoreinheiten und trocknet schnell im Luftstrom. Schneidet man das getränkte Filtrierpapier in kleine Quadrate, deren jedes 2 Einheiten enthält, so hat man für die Probe je ein Stückchen für jedes Gläschen zu verwenden.

An Apparaten werden für die hämolytische Probe am besten Reagensgläschen 10 cm lang und 1 cm im Durchmesser benutzt (gleich den allgemein bekannten Uhlenhuthschen Röhrchen). Mehrere Kapillarpipetten sind nötig, um das Serum tropfenweise abzumessen.

Ausführung der Probe.

In zwei Reagensgläschen tropft man je einen Tropfen des Serums des Patienten, fügt 1 ccm Blutaufschwemmung hinzu, die durch Vermengen eines Tropfen Blutes des Patienten mit 4 ccm einer 0,9 proz. (physiolog.) Kochsalzlösung hergestellt ist. Hierauf setzt man 0,05 ccm frisches Meerschweinchenserum oder einen Streifen Filtrierpapierkomplement oder aber eine hinreichende Menge getrocknetes Meerschweinchenkomplement hinzu (beide stets vorher titrieren). Zu einem der beiden Gläschen gibt man nun eine geeignete Menge Antigenlösung oder einen Streifen Filtrierpapierantigen von bekannter Stärke und Eigenschaft. Das andere, der Kontrolle dienende Gläschen bleibt frei von Antigen. Nach vorsichtigem Durchschütteln „steckt" man beide Gläschen eine Stunde lang in die innere Westentasche" oder in einen Brutschrank oder 30 Minuten lang in ein Wasserbad von 37⁰ C. Nach Ablauf dieser Zeit fügt man zu jedem Röhrchen 2 Einheiten von antimenschlichem Ambozeptor mit Hilfe einer graduierten Pipette oder in Form von kleinen Filtrierpapierstreifen hinzu.

Nach Zusetzen des Ambozeptors schüttelt man wieder gut durch und inkubiert auf weitere 2 Stunden. Ein Kontrollversuch mit einem als negativ bekannten menschlichen Normalserum ist absolut erforderlich.

Mit dieser, wohl nur „scheinbar einfacheren" Methode hat Noguchi 223 vergleichende Paralleluntersuchungen und 60 weitere Untersuchungen allein ohne gleichzeitige Anwendung der Wassermannschen Methode ausgeführt. Er will hierbei etwas feinere Resultate erhalten haben als mit der Wassermannschen Reaktion. Ich selbst besitze keine Erfahrungen mit dieser Methode. Castelli verurteilt diese Methode aber aufs schärfste, und auch Swift, ein Schüler Noguchis, hegt ebenso wie Plaut gegen sie schwere Bedenken. Ich glaube nicht, daß mit dieser Technik gute und einwandfreie Resultate ,,von jedem Praktiker ohne Laboratorium und ohne serologische Vorkenntnisse zuverlässig ausgeführt werden" können. Noch weiter in der ,,Vereinfachung" geht v. Dungern, der bereits austitrierte, von einer chemischen Fabrik hergestellte und beim ,,Drogisten" käufliche Reagentien verwendet. Dem Arzt verbleiben nur noch ganz einfache Manipulationen, wie das Zusammengießen dieser billigen Reagentien in 2 Reagensgläser, das Verreiben eines Tropfen Blutes des Patienten mittels eines ,,Streichholzes" in einem Uhrschälchen usw. Gegen eine derartige fehlerhafte und ungenaue (Plaut) ,,Verallgemeinerung" der Wassermannschen Reaktion ist vom Standpunkt exakter wissenschaftlicher Forschung aus entschieden Front zu machen. Gerade solche ,,Modifikationen" sind geeignet, die Wassermannsche Reaktion hinsichtlich ihrer guten Brauchbarkeit zu diskreditieren.

Schließlich haben Browning und Mc. Kenzie noch eine Modifikation der Wassermannschen Reaktion angegeben, die nach Ledingham folgendermaßen ausgeführt wird:

Man mischt zuerst die Menge des absorbierten Komplementes in hämolytischen Dosen. Hierzu nimmt man 3 Reihen von Röhrchen. Reihe A enthält eine Emulsion von Organextrakt; Reihe B enthält das syphilitische Serum, das vorher inaktiviert wurde; Reihe C enthält sowohl das Serum als auch die Emulsion des Organextraktes. Zu jeder Reihe wird dann als Komplement frisches Meerschweinchenserum hinzugefügt, zu den Reihen A und B 1, 2, 3, 4 usw., zu der Reihe C 7, 10, 15, 20, 30 und 40 Dosen. Bei jedem Versuch wird die minimale hämolytische Dosis vorher bestimmt, und diese wird weiterhin dadurch kontrolliert, daß man steigende Mengen des Komplements in Salzlösung zusammen mit den oben erwähnten Reihen in den Brutschrank bringt. Nach 1½ stündigem Verweilen bei 37⁰ C werden die sensibilisierten Blutkörperchen hinzugefügt; zu jedem Röhrchen 1 ccm einer Ochsenblutmischung, die mit 5 hämolytischen Immunkörpedosen eines Kaninchens sensibilisiert wird. Die beiden Kontrollreihen A und B sind notwendig, weil sowohl die Organextraktemulsion als auch das erhitzte Serum an und für sich imstande sind, veränderliche und zuweilen bedeutende Mengen des Komplements zu binden. Die Reaktion wird als positiv angesehen, wenn in Reihe C die Lysis noch nicht vollständig ist bei 5 hämolytischen Dosen des Komplements zusammen mit der Summe der Mengen, die vom Serum und dem Organextrakt allein absorbiert wird.

Das Serum von 125 aus 135 Syphilisfällen, die auf diese Weise untersucht wurden, ergab eine positive Reaktion, und 107 von 108 Kontrollfällen waren negativ.

Anhangsweise möchte ich noch erwähnen:

Die Serumdiagnose der Syphilis nach Alexander Fleming.

Zur Reaktion werden gebraucht: alkoholischer Extrakt des Herzmuskels, eine geringe Menge Serum des Patienten, gewaschene Blutkörperchen vom Schaf. Die Probe ist auf 2 verschiedene Arten auszuführen:
A. Es werden 6 kleine Röhrchen in 2 Reihen aufgestellt und in die vorderen je 4 Vol. Kochsalzlösung, in die beiden hinteren je 4 Vol. Herzextrakt gebracht. — In die ersten 2 hintereinanderstehenden Röhrchen kommt 1 Vol. nichtsyphilitisches Serum, in die zweiten 1 Vol. sicher syphilitisches und in die dritten Serum des zu Untersuchenden. In ein siebentes Röhrchen kommen 4 Vol. Herzextrakt ohne Serum. — Der Inhalt wird gemischt und 1 Stunde bei 37 Grad gehalten. — Nun wird 1 Vol. 10 % Aufschwemmung von roten Blutkörperchen des Schafes zu jedes Röhrchen hinzugefügt und wieder 1½—2 Stunden bei 37 Grad gehalten. Dann wird das Resultat festgestellt.

B. An Stelle der Röhrchen werden kleine Pipetten mit Saughütchen benutzt. Es werden 4 Vol. Extrakt und 1 Vol. Serum angesaugt. Sie werden dann auf einen Objektträger ausgeblasen, hier gemischt und wieder eingesaugt. Dann wird noch 1 Vol. Schafblutkörperchen eingesaugt, das durch eine kleine Luftblase von der übrigen Flüssigkeit getrennt bleibt. — Das Kapillarende wird zugeschmolzen, die Pipette 1 Stunde bei 37 Grad gehalten, darauf das Ende abgebrochen und der ganze Inhalt wieder auf einem Objektträger gemischt, wieder in die Pipette gesaugt und diese wieder zugeschmolzen. Sie kommen nun aufrecht wieder 1½—2 Stunden in den Brutofen, und das Resultat kann abgelesen werden. Kontrollpipetten werden ebenso behandelt.

Wert und praktische Bedeutung der Wassermannschen Reaktion.

Die Beurteilung des Wertes der Wassermannschen Reaktion für die Praxis wird zunächst davon abhängen, ob denn diese Reaktion überhaupt für Syphilis spezifisch ist.

Um uns hierüber Klarheit zu verschaffen, müssen wir uns zunächst fragen,

1. ob diese Reaktion, bzw. ein positiver Ausfall derselben, bei sicheren Syphilitikern regelmäßig beobachtet wird, und
2. ob diese Reaktion ausschließlich bei Syphilis vorkommt, oder ob nicht auch gesunde Personen oder solche, die an irgendeiner anderen Krankheit leiden, diese Reaktion geben können.

Die erste Frage wurde fast allgemein bejaht. Nach den Aufstellungen und Berichten zahlreicher Autoren findet man bei Patienten mit manifesten syphilitischen Erscheinungen durchschnittlich in ca. 80—90 % einen positiven Ausfall der Wassermannschen Reaktion.

So fand Citron bei zahlreichen in Gemeinschaft mit Mühsam und Blumenthal ausgeführten Untersuchungen bei 108 Syphilitikern bzw. Syphilisverdächtigen in 74 % eine positive Reaktion, Gg. Meier in 81 %, Kroner in 73 %, Fischer in 84 %; einen ähnlichen Prozentsatz fanden Fleischmann und Butler, H. Mühsam, L. Michaelis, Blaschko, Fr. Lesser, Bauer, Müller und Landsteiner, Groß und Volk, Hoehne, Blumenthal und Hoffmann, Elias, Neubauer, Porges und Salomon, Boas, Arning, Bering, Hinrichs, Rolly, Händel und Schulz, Bruhns - Halberstädter, Schatiloff und Isabolinsky u. a. Für die Frage der Spezifizität ist eine Zusammenstellung aus der einschlägigen Literatur wertvoll, die Bruck gegeben hat. Es fand sich, daß unter 5028 Kontrolluntersuchungen nur 59 Sera aufgeführt waren, die positiv reagierten, ohne daß hier anamnestisch oder klinisch Anhaltspunkte für Lues vorlagen.

Bei der Beurteilung dieser Resultate für die Spezifizität der Wassermannschen Reaktion dürfen wir natürlich nicht außer acht lassen, daß wir hier eine biologische Reaktion vor uns haben, die wie jede derartige Methode mit einem gewissen Prozentsatz von Fehlerquellen arbeitet. Die Widalsche Typhusreaktion kann beispielsweise gelegentlich auch bei klinisch und bakteriologisch sicheren Typhuserkrankungen fehlen, und doch wird ihr niemand ihre Spezifizität für Typhus absprechen wollen. Die Pirquetsche Kutanreaktion hat sich bisher praktisch gut bewährt, obwohl auch sie den Kliniker in einzelnen Fällen im Stich lassen kann.

Bezüglich der zweiten Frage haben eben jene Autoren und noch viele andere nachgewiesen, daß es sich bei einem positiven Ausfall der Wassermannschen Reaktion, auch wenn keine klinischen Anzeichen einer Syphilis bestehen, in einem ungefähr ebenso großen Prozentsatz der Fälle um eine latente Lues der sekundären oder tertiären Periode handelt, oder aber daß Krankheiten vorliegen, bei denen erfahrungsgemäß die Syphilis ätiologisch eine große Rolle spielt (Paralyse, Tabes, Aorteninsuffizienz, Aneurysma, Keratitis parenchymatosa u. a.).

Fast alle Forscher, die mit der Wassermannschen Serodiagnostik gearbeitet haben, sind ferner darüber einig, daß diese Reaktion — sachgemäßes Arbeiten und genaues Einhalten der von Wassermann und seinen Mitarbeitern gegebenen Vorschriften vorausgesetzt — bei gesunden Menschen, die niemals eine syphilitische Infektion durchgemacht haben, mit verschwindenden Ausnahmen ein negatives Ergebnis liefert. So konnte Wassermann schon auf dem Kongreß für innere Medizin in Wien zusammenfassend bereits über 1010 Kontrolluntersuchungen (Fälle, bei denen Syphilis mit Sicherheit auszuschließen war) berichten, die ausnahmlos negativ reagierten. Und diese Zahl hat sich in der Folgezeit ganz beträchtlich vergrößert.

Dagegen wurde man schon ziemlich frühzeitig darauf aufmerksam, daß hin und wieder doch auch bei anderen Krankheiten als bei der Syphilis ein positiver Ausfall vorkommen könne. Diese Angaben mehrten sich allmählich und schienen so sehr geeignet, berechtigte Zweifel entstehen zu lassen, ob man da denn überhaupt noch von einer Spezifizität dieser Reaktion reden könne, bzw. ob dieser Reaktion noch irgendein praktischer Wert zukomme. Um diese Fragen auch nach dieser Richtung hin beantworten zu können, müssen wir zunächst alle diese Angaben kennen und kritisch beleuchten.

Eine positive Reaktion wurde außer bei Syphilis bisher noch bei folgenden Krankheiten beobachtet:

a) Bei Framboesia tropica von Hoffmann und Blumenthal und Neißer und Bruck.

b) Bei Trypanosomenerkrankungen. Levaditi bekam mit der Lumbalflüssigkeit einer Schlafkranken eine positive Reaktion.

c) Recurrenserkrankungen. Nach Untersuchungen von Korschun und Leibfried sollen die Sera von Recurrenskranken im Stadium der Apyrexie und Rekonvaleszenz eine „ähnliche" Reaktion wie die Wassermannsche ergeben.

d) Malaria. Bei einzelnen Malariakranken mit Parasiten im Blute wurde von verschiedenen Autoren eine positive Reaktion erhalten (Michaelis u. a.). Umfassendere Untersuchungen hat Boehm angestellt, der bei 46 Malariakranken in $\frac{1}{3}$ der Fälle einen positiven Ausfall der Reaktion ermittelte. Bei den untersuchten Fällen war Syphilis auszuschließen. Es handelte sich meist um Tertianafieber, stets waren es frische Erkrankungen oder erste Rückfälle mit reichlichem Parasitenbefund. Alte Malariafälle gaben die Reaktion nie. In einigen Fällen verschwand die Reaktion meist gleichzeitig mit dem Schwinden der Parasiten und der Krankheitserscheinungen.

e) Bei anderen Tropenkrankheiten. Böhm fand in 2 von 4 Beriberi-Fällen und in einem Fall von Filiriasis nocturna ohne Krankheitserscheinungen eine positive Wassermannsche Reaktion.

f) Lepra. Nach den Untersuchungen von Wechselmann und Meier, Eitner, Slatinéanu und Danielopulo, Babes u. a. kann die tuberöse Form der Lepra ebenfalls eine positive Reaktion ergeben.

g) Scharlach. Die aufsehenerregenden Mitteilungen von Much und Eichelsberg, wonach bei Scharlach in 40 % der Fälle (in 25 Fällen 10 mal) eine positive Reaktion mit Luesextrakt vorkommen soll, wurden von einer Reihe anderer Autoren als unrichtig bezeichnet. So fanden Jochmann und Töpfer, Höhne, Gg. Meier, Schleißner, Boas und Hauge bei einem Material von ca. 200 Scharlachfällen niemals einen positiven Ausfall der Wassermannschen Reaktion. Dagegen erhielten Seligmann und Klopfstock, Halberstädter, Müller und Reicher, Bruck und Cohn, Händel und Schultz in einigen Fällen von Scharlach tatsächlich ein einwandfreies, positives Resultat. Es konnte aber der Nachweis gebracht werden, daß die positive Reaktion spätestens 80—90 Tage post infectionem mit Scharlach verschwunden war, und daß das Serum dann dauernd negativ reagierte.

h) Lyssa. Nach den Angaben von Cumming und Smithies können sich im Serum von Personen, die eine Behandlung gegen Tollwut durchgemacht haben, Substanzen (Kanincheneiweiß-Antikörper) befinden, die einen positiven Ausfall der Wassermannschen Reaktion geben. Ich konnte ebenfalls einen derartigen Fall beobachten, der auch tatsächlich bei anderer Versuchsanordnung (also bei Ausschaltung des Kaninchenambozeptors nach der Bauerschen Methode) ein vollkommen negatives Resultat ergab.

i) Nerven- bzw. Geisteskrankheiten mit nicht luetischer

Ätiologie. Nach Nonne fand in 8 durch die Sektion sichergestellten Fällen von Tumor cerebri 4 mal, in 3 Fällen von Pseudotabes alcoholica 2 mal, bei 9 an idiopathischer Epilepsie erkrankten Personen 5 mal und bei 8 multiplen Sklerosen 2 mal eine positive Reaktion statt (Much und Eichelsberg).

k) Typhus. Schon sehr früh teilte Michaelis einen positiven Ausfall der Wassermannschen Reaktion bei Typhus abdom. mit; Weil und Braun beobachteten dasselbe 2 mal unter 20 Typhusfällen.

l) Tuberkulose. Elias, Neubauer, Porges und Salomon erhielten unter 25 Phthisen 5 mal eine positive Reaktion, Weil und Braun unter 21 Phthisen 2 mal, Seligmann 1 mal bei Tuberkulose; Hauck erhielt unter 184 Kontrollfällen nur 2 mal einen positiven Ausfall, darunter einmal bei Tuberkulose. Ballner und Decastello fanden bei Tuberculosis pulm. 3 mal und ebensooft bei Nierentuberkulose eine positive Reaktion. Bei Lupus erythematosus acutus erhielten Reinhart, Zumbusch und Hauck eine positive Wassermannsche Reaktion. Interessant ist die Beobachtung von Hauck, daß nach Ablauf der akuten Krankheitserscheinungen die positive Reaktion in eine negative umschlug.

m) Pneumonie, Diabetes und andere Erkrankungen. Weil und Braun beobachteten unter 12 Pneumonien 4 mal eine positive Reaktion, Seligmann 3 mal und Ballner und Decastello 2 mal. Bei Diabetes sah Eichelsberg bei 4 von 7 Diabetikern einen positiven Ausfall und Weil und Braun 1 mal. Bei Psoriasis vulgaris fanden Hoffmann und Blumenthal 1 mal eine positive Reaktion. Ballner und Decastello erhielten außerdem positive Resultate in 3 Fällen von Vitia cordis, in 2 Fällen von Arteriosklerose, 2 mal bei myeloider Leukämie und 1 mal bei Cirrhosis hepatis; Hauck 1 mal bei Arteriosklerose.

n) Neoplasmen. Bei Tumoren wurden außer von Nonne noch von Elias, Porges, Neubauer und Salomon 2 positive Fälle mitgeteilt, von Weil und Braun 4 derartige Fälle unter 14 Tumorkranken und von Ballner und Decastello ein Fall bei einem Ösophaguskarzinom.

Schon beim Überlesen dieser wohl ziemlich vollständigen Zusammenstellung fällt es auf, daß hier als Ausnahme eine

Anzahl von Krankheiten genannt wird, deren Entstehen man von jeher schon auf eine frühere syphilitische Erkrankung des Organismus zurückführte (Arteriosklerose, Aneurysma, Cirrhosis hepatis, ev. genuine Epilepsie und gewisse Vitia cordis). Weiter muß man bedenken, daß es wohl nicht immer leicht ist, bei Kranken mit absoluter Bestimmtheit auszuschließen, daß nicht doch zu irgendeiner Zeit einmal eine luetische Infektion stattgefunden hat. Der positive Ausfall der Reaktion wäre dann eben auf diese frühere Infektion, die wahrscheinlich nur sehr geringe Erscheinungen hervorgerufen hat und deswegen unbeachtet geblieben ist, zurückzuführen. Diese Möglichkeit geben verschiedene Autoren auch zu (Hauck, Hoffmann und Blumenthal, Elias, Porges, Neubauer und Salomon), und bei anderen dieser Fälle spricht, wie aus den angeführten Protokollen ersichtlich, das Alter und der Beruf sehr für eine derartige Annahme.

Was aber vor allem eine richtige Bewertung dieser Angaben erschwert, das ist der Umstand, daß wir leider in der Ausführung der Wassermannschen Reaktion heute noch kein einheitliches Arbeiten haben. Wie wir schon bei der Besprechung der Technik der Wassermannschen Reaktion gesehen haben, benützen die verschiedenen Autoren die verschiedensten Modifikationen und Reagentien. Die damit gewonnenen Resultate dürfen nun aber nicht so ohne weiteres verwertet werden, da man, wie ich schon früher betont habe, mit den einzelnen Modifikationen der Wassermannschen Reaktion noch zu wenig Erfahrungen gesammelt hat, um endgültige bzw. vergleichende Schlüsse zu ziehen. Und in der Tat wurden, wie aus den vorliegenden Arbeiten und Protokollen hervorgeht, die meisten jener Angaben von Autoren gemacht, die nicht mit der ursprünglichen Wassermannschen Methode arbeiteten. Auch Plaut wies darauf hin und meinte, es wäre doch merkwürdig, daß die Untersucher, die nur mit luetischem Extrakt arbeiteten, bei gleichen Krankheitsformen durchweg negative Resultate beobachtet hätten. Kraus neigt ebenfalls bei der Beurteilung dieser Angaben der Ansicht zu, daß hier nur die Mängel zum Ausdruck kämen, die durch das Abweichen von der klassischen Technik bedingt würden. Daß beispielsweise bei einigen Autoren diese abweichenden Resultate nur durch fehlerhafte Registrierung eigenhemmender Sera und inkompletter Hemmungen erzielt worden sind, darauf machen ausdrücklich Bruck und später Hauck aufmerksam.

Trotz aller dieser berechtigten Einwände, die man gegen viele dieser eben angeführten Resultate erheben kann, bleiben doch noch genug Fälle übrig, die uns mit Bestimmtheit erkennen lassen, daß zwar eine gewisse Spezifizität der Wassermannschen Reaktion für Syphilis besteht, aber daß diese auch im Sinne einer biologischen Reaktion keine absolute sein kann.

Nun sind aber diese Fälle, bei denen ein derartiger Ausnahmefall vorliegen kann, doch gegenüber den so zahlreichen übereinstimmenden Befunden sehr in der Minderzahl. Und dann handelt es sich hier, wie wir gesehen haben, meist um mehr oder weniger akute Infektionskrankheiten (Pneumonie, Scharlach, Typhus, Malaria), die klinisch leicht festzustellen sind, und nach deren Heilung bald die positive Reaktion schwindet. Aber auch die einschlägigen chronisch verlaufenden Krankheiten wie Frambösie, Lepra, schwere Tuberkulose usw. lassen sich meist leicht eruieren.

Der Praktiker, der mit der Wassermannschen Reaktion arbeitet, darf, um das gleich hier zu betonen, den Ausfall dieser Reaktion nicht schematisch verwerten; er muß alle diese Ausnahmefälle kennen und eventuell die Möglichkeit eines solchen berücksichtigen. In einem solchen Falle entscheidet dann eben für unser praktisches Handeln der gegenwärtige klinische Befund bzw. zuverlässige anamnestische Erhebungen, die gegen den jeweiligen Ausfall der Reaktion abgewogen werden müssen.

Für die weitere Beurteilung des praktischen Wertes der Wassermannschen Reaktion müssen wir uns noch fragen, was der positive Ausfall der Reaktion eigentlich bedeutet, bzw. ob er irgendwie mit dem klinischen Befund in Zusammenhang steht, resp. ob er Schlüsse auf das jeweilige Stadium der Syphilis gestattet. Hier gilt als oberster Leitsatz, was Fischer und Meier zum erstenmal ausgesprochen und viele andere Autoren bestätigt haben, nämlich, daß die Wassermannsche Reaktion nur eine konstitutionelle, aber keine Organdiagnose erlaube. Der positive Ausfall derselben sagt also nur, daß der Organismus syphilitisch infiziert ist. Ob die gerade vorliegende pathologische Veränderung in einem bestimmten Organ syphilitischer Natur ist oder nicht, darüber gibt im allgemeinen die Reaktion keinen Aufschluß.

Jedoch ist erwiesen, daß dennoch eine gewisse **Wechselbeziehung zwischen der Wassermannschen Reaktion und den klinischen Erscheinungen bzw. Krankheitsstadien der Syphilis besteht.**

Am häufigsten fällt diese Reaktion positiv aus im **Sekundärstadium** der Syphilis (in ca. 90 % der Fälle). Die Angaben der Autoren stimmen hierin fast vollkommen überein. So fanden Blumenthal und Roscher hier 99 %, einen ebenso hohen Prozentsatz Blaschko, Citron und Bering und Ledermann; Fr. Lesser erhielt im Sekundärstadium in 91 % positive Reaktion, Hoffmann und Blumenthal in 82 %, Fischer - Meier in 84 %, Hauck in 92 %, Bruck in 94,1 %, Jordan in 97,5 % u. a. ähnlich. Im **tertiären** Stadium ist ein positiver Ausfall dieser Reaktion etwas geringer als bei manifester sekundärer Lues. Die Angaben der Autoren schwanken hier zwischen 70 und 80 %. (Hoffmann - Blumenthal 88 %, Ledermann 96,2 %, Fr. Lesser 90 %, Blaschko - Citron 91 %, Groß und Volk 63 %, Hauck 77 %, Bruck 73,9 %, Jordan 67,3 % u. a.) Recht verschieden hohe Prozentangaben einer positiven Reaktion finden wir bei **primärer Lues**. Hier, im primären Stadium, schwanken die Prozentangaben, die sich sonst nur in geringen Unterschieden bewegen, ziemlich stark. Hoffmann und Blumental fanden nur bei 50 % der untersuchten Fälle eine positive Reaktion; Arning 60 %, Detre - Brezowski 49 %, Ledermann 52,6 %, Levaditi 46 %, Schönnefeld 47 %, andere Forscher (Groß - Volk, Heller, Müller) nur etwa 40 %, Mühsam, Fleischmann und Butler dagegen je 100 %, A. Bruhns - Halberstädter 88,9 %, Blaschko und Citron 90 %, Jordan 57,9 % positiver Reaktion in der Initialperiode. Fischer, der unter möglichst genauer Berücksichtigung der Anamnese bezüglich der Infektionszeit Untersuchungen über den Zeitpunkt des Eintritts der Wassermannschen Reaktion angestellt hat, führt diese Schwankungen in der Angabe des Prozentsatzes darauf zurück, daß zu wenig die Zeit der Infektion bei dieser Berechnung berücksichtigt worden sei. Er fand, daß, wenn die Infektion vor

4 Wochen und früher erfolgt sei, überhaupt noch kein positiver Ausfall der Reaktion zu erwarten wäre. Zwischen der 4. und 6. Woche nach der Infektion reagierten etwa 27,3 % der Fälle positiv; nach der 6. Woche folge ein rapides Ansteigen des positiven Ausfalles bis auf 92,4 % bei der vollkommen generalisierten Syphilis.

Trotz des hohen Prozentsatzes des positiven Ausfalles der Reaktion bei sekundärer und tertiärer Lues gibt es doch nach den Erfahrungen von Blaschko gerade hier drei Gruppen von Krankheitssymptomen, wo wir gelegentlich eine negative Reaktion finden. „Einmal handelt es sich um isolierte Papeln, Plaques oder Ulcera der Haut oder Schleimhaut, aber diese Fälle sind in der Minderzahl; in der Mehrzahl sind es, wie ja schon bekannt, vorgeschrittene Tabes und Hirnsyphilis, dann aber — und das ist eine Erscheinung, auf die wunderbarerweise noch von keiner Seite aufmerksam gemacht worden ist[1]) — relativ häufig Erkrankungen der Knochen. Bei syphilitischen Knochenerkrankungen wird, wie ich häufig beobachtet habe, auffallend oft eine negative Reaktion gesehen."

Nach den Angaben von Blaschko handelt es sich hier auffallend oft um ganz ausgesprochene, sehr schmerzhafte gummöse Erkrankungen der Knochen und um ganz deutliche syphilitische Exostosen.

Diese Wahrnehmungen müssen natürlich ebenfalls von dem Praktiker bei der Verwertung des Ausfalles der Wassermannschen Reaktion ev. berücksichtigt werden.

Der Schwerpunkt der praktischen Verwertbarkeit der Wassermannschen Serodiagnose liegt nun nicht darin, daß diese Reaktion uns unter Umständen gestattet, manifeste Erscheinungen der sekundären und tertiären Syphilis zu diagnostizieren. Gerade bei der Syphilis bestehen ja meist so charakteristische klinische Symptome, daß man die Wassermannsche Serumuntersuchung meistens wohl ganz entbehren kann. Hier dient die Wassermannsche Reaktion, wenn überhaupt vorgenommen, nur dazu, die bereits gestellte Diagnose zu

---

[1]) Ich selbst verfüge über einige Fälle, wo trotz klinisch einwandfreier syphilitischer Erkrankungen der knöchernen Teile der Nase sich ein negativer Ausfall der Reaktion ergab.

erhärten. Bei fraglichen, klinisch unsicheren Erscheinungen dieser Perioden wird zwar sehr oft der positive Ausfall der Wassermannschen Reaktion das Urteil des Arztes entscheiden. Doch vergesse man gerade in solchen Fällen nicht, daß die Wassermannsche Reaktion keine Organdiagnose erlaubt. Zuweilen kann es sich beispielsweise um irgendwelche seltene nicht syphilitische Hautausschläge oder maligne Geschwülste handeln, die sich zufällig bei einem sicher syphilitischen Individuum finden. Ein positiver Ausfall sagt uns dann nichts über die gegenwärtige lokale Erkrankung.

Für die Diagnose der primären Lues kommt die Wassermannsche Reaktion wohl nur dann in Betracht, wenn der Primäraffekt bereits im Abheilen begriffen und nicht mehr mit Sicherheit klinisch diagnostizierbar ist, und wenn seine charakteristischen Folgeerscheinungen (typische Lymphdrüsenschwellung, Roseola) noch nicht oder nur sehr unbestimmt vorhanden sind. Kurz nach dem Auftreten des Primäraffektes, wenn also noch gar keine Sekundärerscheinungen bestehen, versagt, wie wir gesehen haben, meist die Reaktion; hier sichert die Diagnose ausschließlich das klinische Bild und der Spirochaetennachweis.

Die eigentliche Domäne der Wassermannschen Serodiagnose bilden die latente Lues und die tertiären syphilitischen Erkrankungen der inneren Organe, trotzdem nach der Angabe und Zusammenstellung von Bruck in Latenzstadien der Lues eine positive Wassermannsche Reaktion nur in ca. 50 bis 60 % der Fälle auftritt, und zwar in den Fällen der frühlatenten Periode häufiger als in solchen der spätlatenten Periode.

Bei zweifelhaften Erkrankungen mit unsicherer Diagnose und unklarer Anamnese wird oft die Wassermannsche Reaktion bzw. ein positiver Ausfall derselben den Arzt aufmerksam werden lassen, daß hier vielleicht eine syphilitische Infektion ätiologisch mit in Frage kommen kann. Sie wird ihm die Berechtigung geben, nach dieser Richtung hin genauere anamnestische Erhebungen anzustellen bzw. eine spezifische Therapie einzuleiten und so zur Klärung der Sachlage beitragen. Daß tatsächlich schwere innere syphilitische Erkrankungen vorliegen können, ohne daß dieselben der Diagnose zugänglich sind, das haben diesbezügliche Untersuchungen Fr. Lessers an einem größeren Leichenmaterial gezeigt.

Natürlich muß man auch hier das klinische Bild streng berücksichtigen und sich besonders hier immer bewußt sein, daß doch einmal einer jener Ausnahmefälle vorliegen kann, wie ich sie im vorhergehenden angeführt habe. Vor allem aber, und das kann nicht oft genug betont werden, darf auch hier wieder nie außer acht gelassen werden, daß die Wassermannsche Reaktion nicht eine einzelne Krankheitsform als syphilitisch bezeichnet, sondern nur auf eine allgemeine konstitutionelle Erkrankung hinweist. **Die Wassermannsche Serodiagnose kann also nur ein Glied in der Kette der Diagnose bilden, allerdings oft dasjenige, das die Diagnose erst schließt und festigt.** In dieser Weise angewandt, leistet die Wassermannsche Seroreaktion Vorzügliches in allen Disziplinen der Medizin. Nicht nur dem Syphilidologen, auch dem inneren Kliniker, dem Ophhaltmologen und dem Psychiater ist sie schon heute fast unentbehrlich geworden. Nach Nonne und Holzmann übersteigt der Hemmungskörpergehalt des Liquor bei Paralyse ganz beträchtlich, d. h. etwa um das Dreizehnfache, den durchschnittlich im Liquor bei Tabes vorhandenen. Bei Tabes fehlt meistens die Wassermannsche Reaktion im Liquor spinalis. Diese Tatsache kann, wie die Autoren annehmen, differential-diagnostisch gegenüber den Fällen mit inzipienter Paralyse mit Hinterstrangssymptomen und den Fällen mit systematischer Tabes mit beginnender Paralyse verwendet werden. Auch dem Frauenarzt ist sie wertvoll, da sie ihm, z. B. bei spontanen Fehlgeburten, oft den Weg zeigt, den seine Therapie einschlagen muß. Für die chirurgische Differentialdiagnose hat die Wassermannsche Syphilisreaktion eine besonders große Bedeutung. Hier sind es vor allem Residuen früherer syphilitischer Erkrankungen und tertiär syphilitische Produkte, die bekanntlich in den mannigfachsten Formen in den Geweben und Organen in Erscheinung treten können und häufig so große Ähnlichkeit mit anderen, nicht syphilitischen pathologischen Veränderungen aufweisen, daß ihre Erkennung selbst dem gewiegtesten Diagnostiker große Schwierigkeiten bereiten kann.

Recht schwere diagnostische Aufgaben stellen hier vor allem oft die Erkrankungen der Knochen und Gelenke. Oft begegnen wir hereditären wie erworbenen syphilitischen Knochenaffektionen, bei denen selbst das Röntgenbild im Stiche läßt, und die so häufig zu verhängnisvollen diagnostischen Irrtümern Anlaß geben, insbesondere wenn Tuberkulose, eitrige Periostitis und Osteomyelitis und endlich Tumoren mit in Frage gestellt sind. (Man erinnere sich aber besonders hier stets der Blaschkoschen Ausnahmefälle!)

Bei der praktischen Verwertung der Seroreaktion zu diagnostischen Zwecken muß man aber nun noch einen Punkt berücksichtigen: Wie ich gezeigt habe, können während einer spezifischen Behandlung häufige Schwankungen im Ausfall der Reaktion auftreten. Deshalb darf man nicht während einer Kur oder kurz nach Beendigung einer solchen eine Blutuntersuchung vornehmen. Nach der Annahme von Citron sollen mindestens 3 Wochen nach einer spezifischen Kur vergangen sein, ehe man untersucht.

Haben wir bis jetzt nur von der praktischen Verwertung des positiven Ausfalls der Wassermannschen Reaktion gesprochen, so wird naturgemäß die weitere Frage sein, zu welchen Schlüssen ein negativer Ausfall derselben berechtigt. Leider dürfen wir diesem bei dem gegenwärtigen Stand der Forschung in der Regel keinerlei diagnostische Bedeutung beilegen. In vereinzelten Fällen kann vielleicht eine negative Reaktion, insbesondere bei wiederholter Blutuntersuchung, eine Diagnose, die Lues schon an und für sich mit ziemlicher Bestimmtheit ausschließt, noch festigen. Sie mag auch hin und wieder zur Beruhigung grundloser Syphilidophobie dienen; von wirklicher praktischer Bedeutung für die Diagnose ist indes nur der positive Ausfall derselben.

Für die **Prognose** einer bestehenden Syphilis kann meiner Überzeugung nach weder der positive noch der negative Ausfall der Reaktion irgendwie in Betracht kommen. Hier tritt wiederum die Forderung genauester anamnestischer Erhebung und klinischer Untersuchung in den Vordergrund. Dasselbe gilt bezüglich der Gestattung des Heiratskonsenses, der Prostituiertenfrage und der Ammenauswahl. Nur in letzterem Falle vielleicht wird man Ammen, die positiv nach Wassermann reagieren, auch ohne manifeste Lueserscheinungen wohl besser ablehnen.

Obwohl es nicht im Rahmen dieser meiner Ausführungen über die diagnostische Verwertung der Wassermannschen Reaktion liegt, möchte ich es doch nicht unterlassen, mich über die Bewertung derselben **für die Therapie** wenigstens in Kürze zu äußern[1]).

Bald nach dem Bekanntwerden dieser Reaktion glaubte man in ihr bzw. in der jeweiligen Stärke des Ausfalles der Wassermannschen Reaktion einen trefflichen Indikator dafür zu besitzen, ob die vorliegende syphilitische Erkrankung genügend spezifisch behandelt sei oder nicht. Durch vergleichende Gegenüberstellung des Ausfalles dieser Reaktion bei Syphilitikern, die eine bestimmte Anzahl von spezifischen Kuren durchgemacht hatten, und bei solchen, die bisher noch nicht oder nur ungenügend behandelt worden waren, scheinen allerdings letztere in einem größeren Prozentsatz positiv zu reagieren (Citron, Bruck und Stern, F. Lesser, Höhne, Blaschko, Pürkhauer u. a.). Meine eigenen Untersuchungen haben außerdem gezeigt, daß noch unbehandelte Syphilitiker selbst bei einige Zeit fortgesetzter, täglicher Blutuntersuchung stets das gleiche positive Resultat im Ausfall dieser Reaktion zeigen, daß aber bald nach dem Beginn einer spezifischen Behandlung dieser positive Ausfall sich ändert und während der Kur anscheinend regellosen Schwankungen unterworfen sein kann. **Ein gewisser Einfluß der spezifischen Therapie auf den Ausfall der Reaktion scheint in der Tat vorhanden zu sein.** Doch ist derselbe so wenig konstant und gleichmäßig, daß wir heute hier noch zu keinem abschließenden Urteil kommen können. Anfänglich dachte man sich denselben so, daß mit der Dauer und Intensität der Behandlung sich ein vor Beginn der Therapie stark positiver Ausfall der Reaktion immer mehr abschwäche, bis er schließlich negativ würde. **Lange Zeit galt es als das Ziel einer guten modernen Syphilisbehandlung, so lange unter ständiger Kontrolle der Seroreaktion mit einer spezifischen Behandlung fortzufahren, bis endlich ein negatives oder wenigstens schwach positives Resultat erzielt worden wäre.** Aber bald erkannte man, daß eine derartige Beurteilung des Ausfalls dieser Reaktion unmöglich sei. Neuere Untersuchungen (Brauer, Dohi und Stümpke) zeigten, daß Quecksilber und Jod nur einen indirekten Einfluß auf den Ausfall der Serodiagnose haben können. Des öfteren machte man ferner die Erfahrung, daß während einer Kur

---

[1]) Siehe Mulzer, Therapie der Syphilis, 1911, Verlag von Julius Springer.

Schwankungen (Hoffmann und Blumenthal, Pohl, Pürkhauer, Mulzer) im Ausfall der Reaktion stattfinden können, und daß ein negativer Ausfall der Reaktion mit dem jeweiligen Krankheitsbilde oft nicht übereinstimme. In kurzer Zeit, schon nach 48 Stunden (Mulzer), kann ein am Ende einer ausreichenden Kur negativer Ausfall wieder dauernd positiv werden, und zuweilen gelingt es überhaupt nicht, selbst durch intensivstes Weiterbehandeln, ein negatives Resultat zu erzielen, ohne daß irgendwelche manifeste luetische Erscheinungen beständen.

Unter Berücksichtigung aller dieser Tatsachen ist man jetzt wohl bezüglich des Wertes der Wassermannschen Reaktion für die Therapie mit Recht ziemlich skeptisch geworden. Dazu reichen auch unsere Erfahrungen noch nicht aus; es müssen ferner noch zahlreichere exakte Untersuchungen über das eigentliche Wesen der Wassermannschen Reaktion vorgenommen werden. Vor allem aber ist die Zeit der Beobachtung der einzelnen Fälle noch viel zu kurz, um jetzt schon irgendwelche bindende Schlüsse ziehen zu können. Ob wirklich „über jedem positiv reagierenden Syphilitiker das Damoklesschwert der Tabes und Paralyse schwebt", und ob man diese Individuen ohne Rücksicht auf den jeweiligen objektiven klinischen Befund spezifisch behandeln muß, darüber werden erst Jahrzehnte Klärung und Entscheidung bringen. Vorläufig halte ich und mit mir wohl ein großer Teil real denkender Praktiker diese Forderung für hypothetisch und ungerechtfertigt.

Meines Erachtens darf nach dem gegenwärtigen Stande der Dinge der Ausfall der Wassermannschen Reaktion unsere Therapie in keiner Weise einschneidend beeinflussen. Vor allen Dingen darf man auf Grund eines negativen Reaktionsausfalles nicht eine Kur unterlassen. Bei einem positiven Ausfall der Wassermannschen Reaktion kann man versuchen, wenn es das Allgemeinbefinden des Patienten und die sonstigen Nebenumstände gestatten, durch eine spezifische Behandlung die positive Reaktion in eine negative umzuwandeln. In erster Linie aber ist für die Therapie, wie bei der prognostischen Verwertung, die Erhebung einer möglichst genauen therapeutischen Anamnese und der jeweilig vorhandene Krankheitszustand des Patienten maßgebend. Die Blutuntersuchung wird hier wohl mehr deshalb vorgenommen werden, um festzustellen, ob überhaupt eine syphilitische Infektion einmal stattgefunden hat. Der Ausfall der serologischen Untersuchung wird also hier nur unterstützend vermerkt werden. So bleibt für die Wassermannsche Reaktion nur ein diagnostisch bzw. differential-diagnostisch praktischer Wert. Auf diesem scheinbar engbegrenzten Gebiet aber kann die Wassermannsche Serodiagnostik der Lues, wie wir gesehen haben, und wie fast allgemein und unbestritten anerkannt wird, Vorzügliches leisten.

Anhang.

I. Die Fornet-Schereschewskische Reaktion.

Fornet und Schereschewski ließen Blutsera von Tabikern und Paralytikern, die eine positive Wassermannsche Reaktion ergeben hatten, auf Blutserum von frischen Syphilitikern einwirken, in der Hoffnung, daß sich in dem frisch infizierten Blut das Syphilisvirus als Präzipitinogen finde, während das Serum der Metasyphilitiker Antikörper gegen dieses Virus in Gestalt von Präzipitinen enthalte.

Für die praktische Verwertung dieser Theorie arbeitete Fornet folgende Technik einer Präzipitatreaktion aus:

Zur Verwendung können nur vollkommen klare und möglichst hämoglobinfreie Sera kommen; die Blutentnahme muß deshalb möglichst im nüchternen Zustande des Patienten erfolgen. Die klaren Sera werden mittels einer Kapillarpipette in Uhlenhuthschen Röhrchen vorsichtig übereinander geschichtet. Die Röhrchen werden dann am zweckmäßigsten in ein Gestell eingehängt, hinter das man eine schwarze Fläche (ausgespanntes Tuch oder schwarzes Papier) hält. Jedes Serum gelangt unverdünnt und in Verdünnungen von 1 : 5 und 1 : 10 zur Verwendung (in physiolog. Kochsalzlösung). Bei positivem Ausfall tritt dann entweder bald oder aber nach spätestens 2 Stunden (bei Zimmertemperatur) an der Berührungsstelle beider Flüssigkeiten ein feiner grauweißer Ring auf. Brutschranktemperatur beschleunigt zuweilen die Reaktion.

Die Reaktion ist nur dann als positiv anzusehen, wenn die entsprechenden Kontrollen beider Reagentien mit normalem Serum vollkommen negativ ausgefallen sind.

Diese Methode der Luespräzipitation wurde von Citron und Fr. Blumenthal, Plaut, Hauck und Rossi, Bauer, Sachs und Altmann, Michaelis insoweit bestätigt, daß bei dieser Versuchsanordnung Trübungen an der Überschichtungsstelle auftreten können; eine Spezifizität dieser Reaktion für Syphilis besteht jedoch nicht.

II. Die Porges-Meiersche Reaktion

(und ihre Modifikation von Elias, Neubauer, Porges und Salomon).

Ausgehend von ihren Beobachtungen, daß das Lezithin mit Luetikerseris typische Bindungsreaktion gibt, konnten Porges und Meier in der weiteren Annahme, daß der Komplementbindung eine physikalisch-chemische Zustandsänderung miteinander reagierender Substanzen zugrunde läge, in der Tat zeigen, daß wirksame Luetikersera Lezithin ausflockten.

Als Optimum der Konzentration erwies sich ihnen 1 ccm eines im Verhältnis 1 : 5 mit physiologischer Kochsalzlösung verdünnten Serums auf 0,2 ccm der 1 proz. Lezithin-Stammsuspension. Diese Mischung wird in dünne Präzipitierungsröhrchen gefüllt und einige Stunden in den Brutschrank gestellt. Bei positiver Reaktion entsteht in den Röhrchen eine sehr feine Flockenbildung, die bei stark wirksamen Seris bis zur Bildung eines Niederschlages führen kann. Die Reaktion ist jedoch erst nach einer halben bis zu 24 Stunden deutlich erkennbar.

Diese Untersuchungen von Porges und Meier wurden anfänglich von Nobl und Arzt, Groß und Volk, Sternberg u. a. vollkommen bestätigt. Bald aber zeigten die weiteren Nachprüfungen von Nobl und Arzt, Elias und Neubauer, Porges, Salomon, Landsteiner und Müller, Kraus und Eisler, Stühme, Meier, Fritz und Kren, Weil und Braun, daß auch andere, nicht luetische Sera diese Ausflockung geben können, daß die Reaktion also nicht spezifisch sei.

Elias, Porges, Neubauer und Salomon modifizierten die Porges-Meiersche Methode, in der sie eine kolloidale Fällungsreaktion zwischen gewissen hydrophilen Kolloiden und den Globulinen zuzurechnenden Eiweißkörpern sahen, die im Luesserum infolge geringerer Stabilität eine größere Fällungszone verursachten. An Stelle des Lezithins verwendeten sie das Natrium glycocholicum (Merck), ein trockenes, in destilliertem Wasser leicht lösliches Pulver.

Die Technik ihres Verfahrens ist folgende:

Frisch bereitete 1 proz. Lösung von Natrium glycocholicum (Merck) in destilliertem Wasser wird mit vollständig klar zentrifugiertem, eine halbe Stunde bei 56° inaktiviertem Serum zu gleichen Teilen gemischt. Bei Anwendung von schmalen Präzipitationsröhrchen von ca. 6—7 mm Durchmesser genügen je 0,2 ccm bei den Reagentien. Die Probe muß, vor gröberen Erschütterungen geschützt, 16—20 Stunden bei Zimmertemperatur stehen. Nach dieser Zeit haben sich meistens an der Oberfläche der Flüssigkeit zusammenhängende Trübungen oder Spuren von Flockungen gebildet, die sich meistens an der Oberfläche zusammenballen. Trübungen oder nur Spuren von Flockungen sind als negativ anzusehen.

Die Autoren selbst haben stets gute und einwandfreie Resultate erzielt, die meist mit dem Ausfall der Wassermannschen Reaktion übereinstimmten.

Fritz und Kren setzten diese Methode der Lezithinausflockung gleich und glauben, daß sie ebensowenig oder nicht spezifischer als jene ist. Auch Paris und Sabaéranu sind auf Grund eingehender Untersuchungen der Ansicht, daß der Präzipitation im Gegensatz zur Komplementablenkung ein diagnostischer Wert nicht zukomme. Schwarzwald hält auf Grund seiner Untersuchungen sehr viel von der Ausflockungsreaktion nach Porges. Er glaubt dieser Methode zur raschen Orientierung in allen suspekten Fällen unbedenklich das Wort reden zu können. Dem positiven Ausfall käme nach seiner Ansicht große Beweiskraft zu. Im Einzelfalle gehe man am besten so vor, daß man zuerst die Porges - Reaktion und erst, wenn diese negativ sein sollte, die kompliziertere Wassermannsche Reaktion vornehmen solle.

Nach den bisherigen Erfahrungen aller anderen Autoren, die mit diesen Ausflockungsreaktionen gearbeitet haben, dürfte sich dieser Vorschlag für die Praxis noch keineswegs eignen. Jedenfalls müßten erst gründliche und zahlreiche Nachprüfungen abgewartet werden.

III. Die Klausnersche Wasserreaktion.

Klausner fand, daß in Kontrollversuchen, wobei er statt verdünnten Reizserums destilliertes Wasser genommen hatte, luetische Sera das gleiche Phänomen der Ausflockung gaben. Auf diese Wahrnehmung begründete Klausner folgende Reaktion:

In Standgläschen von $\frac{1}{2}$ cm Breite und 7 cm Höhe kommen 0,2 ccm des zu untersuchenden Serums und 0,6 ccm destillierten Wassers. Nachdem der Inhalt der Gläschen gut vermischt worden ist, bleiben sie bei Zimmertemperatur stehen.

Im Verlauf von einigen bis höchstens 12 Stunden zeigen die Sera von Luetikern eine 2—4 mm hohe, den Boden dicht bedeckende Ausfällung, die, manchmal noch zum Teil in der Flüssigkeitssäule suspendiert, in Form makroskopisch sichtbarer Flöckchen sich im Verlaufe von einigen Stunden zu Boden senkt.

Die Kontrollsera zeigen zu dieser Zeit keinen Niederschlag. Nur innerhalb von 12 Stunden aufgetretene Präzipitation ist charakteristisch.

Es soll sich hier um eine Globulinfällung handeln, die bei Mischung mit Luetikerserum stärker und früher auftritt als bei Gesunden.

Die Sera werden stets frisch, d. h. einige Stunden nach der Blutentnahme verwendet; diese selbst hat in den Vormittagsstunden zu erfolgen, um stark fetthaltige Sera zu vermeiden.

Nachprüfungen von Citron, Sachs und Altmann, Nobl und Arzt, Fritz und Kren u. a. haben aber gezeigt, daß, wie Klausner später selbst anführt, diese Reaktion für Lues nicht spezifisch ist. Bei Ausschluß von Tuberkulose und Infektionskrankheiten lassen sich jedoch brauchbare Resultate erzielen wie Kappelhoff, Behring, Kohn, Dreuw berichtet haben. Die Reaktion ist besonders bei verdächtigen Geschwüren mit negativem Spirochaetenbefund und Fehlen der Wassermannschen Reaktion zu verwerfen, indem hier die charakteristische Ausflockung meistens

Klausnersche Wasserreaktion; Farbenreaktion nach Schürmann. 111

in den ersten Stunden erfolgt, ein Vorgang der bei Seris nicht luetisch infizierter, gesunder Individuen nicht beobachtet wird.

IV. Die Schürmannsche Farbenreaktion auf Lues.

Schürmann benutzte zu der von ihm angegebenen Farbenreaktion bei Lues folgendes Reagens:

Phenol 0,2
5 proz. Eisenchlorid . 0,62
Aqua destillata . . . 34,5

Das Reagens hat eine blaulila Farbe und hält sich in wohlverschlossener Flasche nur kurze Zeit. Es wird am besten jedesmal frisch, unmittelbar vor dem Gebrauch, hergestellt.

Die Reaktion selbst wird folgendermaßen ausgeführt:

„0,1 ccm Serum wird mit physiologischer Kochsalzlösung auf 3 bzw. 4 ccm verdünnt, einige Tropfen Perhydrol (Merck) zugesetzt, die Mischung gut durchgeschüttelt und dann 0,5 ccm des Reagens hinzugefügt. Pipetten und Tropfglas sind zu benutzen.

Nach Einbringung des Reagens zeigt die normale Blutserumverdünnung nach den Angaben von Schürmann eine leichte Grünfärbung am oberen Rand, die beim Schütteln entweder vollkommen verschwindet oder einen leicht grünblauen Farbenton annimmt; die Mischung an sich bleibt stets vollkommen klar. Bringt man aber das Reagens mit syphilitischem Serum zusammen, so tritt hier, wie der Autor behauptet, sofort nach dem Zusatz ein schwarzbrauner stumpfer Ton auf; die Lösung an sich macht beim Schütteln einen dickflüssigen Eindruck.

Diese Reaktion gelingt nur dann, wenn das Perhydrol vor dem Zusatze des Reagens der Serumlösung beigemischt wird. Das syphilitische Blut soll im Gegensatz zum normalen nach Einbringen des Reagens stets ein starkes Schäumen aufweisen.

Die Reaktion verläuft an sich in 1—2 Minuten. Ein später auftretendes Nachdunkeln der schon einige Zeit hell gebliebenen Flüssigkeit ist ohne diagnostische Bedeutung. Ein leichtes Braunwerden, aber vollständiges Durchsichtigbleiben der Flüssigkeit deutet höchstens auf eine leichte Hemmung hin, wie sie auch die Wassermannsche Reaktion anzeigt."

Nach meinen eigenen Untersuchungen stimmen diese Angaben von Schürmann nicht. Ich habe etwa 50 Fälle sicherer Lues und sicherer Normalsera nach Schürmann und gleichzeitig nach Wassermann untersucht, ohne auch nur in einem einzigen Fall einen typischen Ausfall der Farbenreaktion, geschweige denn eine Koinzidenz des positiven Ausfalles beider Reaktionen beobachtet zu haben.

Biach kommt ebenfalls nach eingehenden Untersuchungen zu dem Schlusse, daß die Hoffnungen, die Schürmann auf seine Reaktion gesetzt hat, sich nicht erfüllt haben. Der gleichen Ansicht ist Meirowsky, der die Schürmannsche Farbenreaktion für unbrauchbar zum Luesnachweis erklärt. Auch Galambos, Hügel und Ruete verwerfen diese Reaktion. Sie hat nach ihrer Ansicht nichts mit der luetischen oder nicht luetischen Beschaffenheit eines Serums zu tun. Sie ist nichts anderes als die Oxydation des Karbols durch Perhydrol infolge der katalysierenden Wirkung des $FeCl_3$. Wenn die Lösungen neutral sind, so kann die Reaktion zustande kommen. Reagieren sie aber sauer oder alkalisch, oder fehlt das Perhydrol, so bleibt die Reaktion aus.

Chirivino hat die quantitativen Verhältnisse bei der Schürmannschen Reaktion in einigen Punkten geändert und will damit günstigere Resultate wie mit der Originalmethode erhalten haben. Er betont aber ausdrücklich selbst, daß sie der Wassermannschen Reaktion nicht als gleichwertig aufzufassen sei.

V. Immunitätsreaktion bei Syphilis nach Wolff-Eisner.

Mit dem Pirquetschen Schaber werden Primäraffektstückchen intrakutan appliziert. Bei Luetikern bilden sich schon am nächsten Tage an der Impfstelle kleine Papeln. Diese Papeln unterscheiden sich von den Tuberkulinpapeln dadurch, daß häufig ein deutlich umwallter Rand um die Impfschabung vorhanden ist, aus der sich die Papeln dann entwickeln. Diese gehen verhältnismäßig oft in eine typische Varicella luetica über. Nach 8 Tagen ist die Reaktion meist völlig abgelaufen.

Wolff-Eisner hatte den Eindruck, als ob bei Syphilitikern im späteren Stadium größere Mengen des infizierenden Materials zur Erzeugung einer solchen Reaktion nötig wären.

Die Versuche Wolff-Eisners haben sich in diagnostischer Beziehung bisher parktisch noch nicht verwerten lassen und bedürfen noch weiterer umfassender Nachprüfung. Ähnliche Versuche hat übrigens auch A. Neißer angestellt.

Auch Tedeschi will eine ähnliche Reaktion beobachtet haben. Nach seinen Angaben gelang es ihm nämlich, mit dem wässerigen Extrakt von primären Syphilomen bei Syphilitikern eine schwache Konjunktivalreaktion und eine deutliche Hautreaktion ähnlich der Pirquetschen Kutanreaktion zu erzeugen. Bei Gesunden soll diese Reaktion fehlen, ebenso bei Syphilitikern nach beendeter Hg-Kur. Im Laufe der spezifischen Behandlung schwäche sich diese Reaktion ab.

Literatur.

Akerberg, Almquist u. Jundell, Weitere Beobachtungen über Wassermanns Serumreaktion. Lepra, Bd. 9, Heft 2.
Arning, E., 4 Fälle von Syphilis, die serolog. Interesse bieten. Münchner med. Wochenschr. 1908, S. 2694.
Ascoli, Die spezifische Meiostagminreaktion. Münch. med. Wochenschr. 1910, Nr. 2, S. 62.
Bab, Bakteriologie und Biologie der kongenitalen Syphilis. Zeitschr. f. Geburtsh. u. Gynäkologie 1907, Bd. 60, S. 161—211.
— Beitrag zur Bakteriologie der kongentialen Syphilis. Münchner med. Wochenschr. 1907, Nr. 46, S. 2265—2268.
— Das Problem der Luesübertragung auf das Kind und die latente Syphilis im Lichte der modernen Syphilisforschung. Zentralbl. f. Gynäkologie 1909, Nr. 15, S. 527—539.
— Die luetische Infektion in der Schwangerschaft und ihre Bedeutung für das Vererbungsproblem der Syphilis. Zentralbl. f. Bakt., Bd. 51, H. 3, S. 250—275.
Babes, V., u. Panea, J., Über pathologische Veränderungen u. Spirochaete pallida bei kongentialer Syphilis. Berliner klin. Wochenschr. 1905, Nr. 28, S. 865—869.
— Über Spirochaete pallida bei kongenitaler Syphilis. Berliner klin. Wochenschr. 1905, Nr. 48, S. 1506.
— und Mironescu, Th., Über Syphilome innerer Organe Neugeborener und ihre Beziehungen zur Spirochaete pallida. Berliner klin. Wochenschr. 1906, Nr. 34, S. 1119.
Baetzner, Die Bedeutung der Wassermannschen Serumreaktion für die Differentialdiagnose der chirurg. Syphilis. Münchner med. Wochenschr. 1909, Nr. 7, S. 330—334.
Ballner, F., u. Decastello, A., Über die klinische Verwertbarkeit der Komplementbindungsreaktion für die Serodiagnostik der Syphilis. Deutsche med. Wochenschr. 1908, Nr. 45, S. 1923—1927.
Bandi, J., u. Simonelli, F., Sulla presenza della spirochaete pallida nel sangue e nelle manifestazioni secondarie dei sifilitici. Gazz. degli Ospedali, Nr. 85. Ref. Deutsche med. Wochenschr. 1905, Nr. 31, S. 1242.
— Über das Vorhandensein der Spirochaete pallida im Blute und den sekundären Erscheinungen der Syphiliskranken. Zentralbl. f. Bakt. Orig. Bd. XI, H. 1, S. 64.
Bauer, J., Die bei der Luesreaktion wirksamen Körper usw. Biochem. Zeitschr. 1908, S. 301.
— Zur Methodik des serologischen Luesnachweises. Deutsch. med. Wochenschr. 1908, S. 698—699.

Bauer, J., Zum Wesen der Wassermannschen Reaktion. Berliner klin. Wochenschr. 1908, Nr. 17, S. 834.
— Simplification de la technique du serodiagnostique de la syphilis. Semaine médicale du 2 sept. 1908.
— Das Collessche und Profetasche Gesetz im Lichte der modernen Serumforschung. Wiener klin. Wochenschr. 1908, Nr. 36, S. 1259—1261.
— Zur technischen Vervollkommnung des serologischen Luesnachweises. Deutsche med. Wochenschr. 1909, Nr. 10, S. 432.
Bauer, R., Über den Wert der Wassermannschen Reaktion für die interne Diagnostik und Therapie Ref. Wiener klin. Wochenschr. 1909, Nr. 48, S. 1694.
— und Meier, Gg., Technik und klin. Bedeutung der Wassermannschen Reaktion. Wiener klin. Wochenschr. 1908, Nr. 51, S. 1765.
Beckers, Zur Serodiagnostik der Syphilis. Münchner med. Wochenschr. 1909, Nr. 11, S. 551—552.
Beer, A., Über Beobachtungen an der lebenden Spirochaeta pallida. Deutsche med. Wochenschr. 1906, Nr. 31, S. 1192.
— Über den Wert der Dunkelfeldbeleuchtung für die klinische Diagnose der Syphilis. Münchner med. Wochenschr. 1907, Nr. 39, S. 1926.
— Über die neuen Fortschritte der Syphilislehre. Deutsche Ärzteztg. 1907, H. 2.
Bendixsohn, Über Erfahrungen mit der Wassermannschen Reaktion in der Psychiatrie. Med. Ver. in Greifswald. Ref. Deutsche med. Wochenschr. 1910, Nr. 3, S. 150.
— Psychiatrische Erfahrungen mit der Wassermannschen Reaktion. Zeitschr. f. Immunitätsf. Bd. IV, Nr. 3, S. 349—356.
Bering, Fr., Praktische Bedeutung der Serodiagnose bei Lues. Derm. Ztg. 1908, S. 693.
— Münchner med. Wochenschr. 1908, Nr. 48, S. 2476.
— Über Syphilis congenita. Med. Ges. in Kiel. Ref. Münch. med. Wochenschr. 1909, Nr. 51, S. 2664—65.
— Was leistet die Seroreaktion für die Diagnose, Prognose und Therapie der Syphilis. Arch. für Derm. und Syphilis 1909, Bd. 98, S. 301.
— Welche Aufschlüsse gibt uns die Seroreaktion über das Colles-Baumésche und das Profetasche Gesetz? Deutsche med. Wochenschr. 1910, Nr. 5, S. 219—221.
Bertarelli, E., Untersuchungen über die Spirochaete pallida Schaudinn bei Syphilis. Zentralbl. f. Bakt. Orig. 1905, Bd XL, H. 1, S. 56—60.
— und Volpino, G., Weitere Untersuchungen über die Gegenwart der Spirochaete pallida in den Schnitten primärer, sekundärer und tertiärer Syphilis. Zentralbl. f. Bakt. Orig. 1906, Bd. XLI, H. 1, S. 74.
Biach, M., Luesnachweis durch Farbenreaktion. Wiener klin. Wochenschr. 1909, Nr. 17, S. 606.
Blank, Die Bewertung der Wassermannschen Reaktion für die Behandlung der Syphilis. Berliner klin. Wochenschr. 1909, Nr. 36, S. 1652—1654.
Blaschko, A., Bedeutung der Serodiagnose für die Pathologie und Therapie der Syphilis. Berliner klin. Wochenschr. 1908, Nr. 14, S. 694.
— Serodiagnostik der Syphilis. Med. Klinik 1908, Nr. 31, S. 1179—1182.
— Berliner klin. Wochenschr. 1909, Nr. 4 und Deutsche med. Wochenschr. 1909, Nr. 9, S. 383—390.
— und Citron, Münchner med. Wochenschr. 1908, S. 427.
Blumenthal, F., Serodiagnose der Syphilis. Berliner klin. Wochenschr. 1908, Nr. 12, S. 618.

Blumenthal, F., Über 3000 Fälle von Wassermannscher Reaktion. Ref. Med. Klinik 1910, Nr. 5, S. 197—198.
— Die Serodiagnostik der Syphilis. Dermat. Zeitschr., Bd. 17, H. 1, S. 1.
— und Roscher, Bedeutung der Reaktion während der ersten der Infektion folgenden Jahre. Med. Klinik 1909, Nr. 7, S. 241.
Boas, H., Die Bedeutung der Wassermannschen Reaktion für die Therapie der Syphilis. Berliner klin. Wochenschr. 1909, Nr. 12.
— Bedeutung der Reaktion für die Therapie. Hospitalstidende 1909, Nr. 10, S. 308—312.
— und Hauge, Komplementablenkung bei Scharlach. Berliner klin. Wochenschr. 1908, Nr. 34, S. 1566—1567.
— Wassermannsche Reaktion Kopenhagen, August Bang, 1910.
— Die Wassermannsche Reaktion bei „aktiven" und „inaktiven" Sera. Berl. klin. Wochenschr. 1909, Nr. 9.
— und Neve, G., Die Wassermannsche Reaktion bei Dementia paralytica. Berliner klin. Wochenschr. 1910, Nr. 29.
— und Thomaen, O., Die Wassermannsche Reaktion bei kongenitaler Syphilis. Berliner klin. Wochenschr. 1910, Nr. 12.
Böhm, Malariareaktion. Zweiter Tag d. Tropenmed. Ges. Berlin 1909. Bericht; Referat Münchner med. Wochenschr. 1909, Nr. 16.
Bordet, J., Sur le spirille de la syphilis. Presse méd. belge 1905, S. 614—616.
— et Gengou, Sur l'existence des substances sensibilisatrices dans la plupart des sérums antimicrobiens. Ann. de l'Inst. Pasteur 1901, Tome XV, S. 289.
Borodenko, Zur Frage der Möglichkeit des Ersatzes des syphilitischen Extraktes durch künstliche Mischungen. Russ. Zeitschr. für Hautkr. 1909, Mai. Ref. Monatsschr. f. Derm. 1909, Nr. 2, S. 68.
Brauer, In welcher Weise wirkt das Quecksilber bei der antiluetischen Behandlung auf den Ausfall der Seroreaktion? Münchner med. Wochenschr. 1910, Nr. 17, S. 905.
Brieger und Renz, Chlorsaures Kali bei der Serodiagnose der Syphilis. Deutsche med. Wochenschr. 1909, Nr. 50, S. 2203—2204.
— Chlorsaures Kali bei der Serodiagnose der Syphilis. Deutsche med. Wochenschr. 1910, Nr. 2, S. 78.
Brönum, A., und Ellermann, V., Spirochaete pallida in den inneren Organen bei Syphilis hereditaria. Deutsche med. Wochenschr. 1905, Nr. 44, S. 1757.
Browning, The biological Syph. R., its significance and method of application. Lancet 1909, May 29.
— On the W. R. and especially its significance in relation to general paralysis. Rev. of Neur. and Psych., June 1909.
— Modifications of serum and organ extract due to physical agencies etc. Journ. of. path. and bacter. 1909, p. 325. Ref. Bull. Past. 1909, Nr. 12, p. 508.
— On the complement-containing serum as a variable factor in the Wassermann Reaction. Zeitschr. f. Immunitätsf. u. exp. Therap. 1909, Vol. II, p. 4.
Bruck, C., Zur biologischen Diagnose der Infektionskrankheiten. Deutsche med. Wochenschr. 1906, Nr. 24.
— Serodiagnostik der Syphilis. Arch. für Derm. und Syphilis 1908, S. 336.
— Deutsche med. Wochenschr. 1908, S. 1335 und 2178.
— Münchner med. Wochenschr. 1908, Nr. 22, 23.
— und M. Stern, Serodiagnostik der Syphilis. Deutsche med. Wochenschr. 1908, Nr. 11 und 12.

Bruck, C. und Geßner, Serumuntersuchung bei Lepra. Berliner klin. Wochenschr. 1909, Nr. 13.
— siehe auch Wassermann und Neißer.
— Die Serodiagnose der Syphilis. Berlin, Julius Springer, 1909.
Bruhns, C., und Halberstädter, L., Zur praktischen Bedeutung der Serodiagnose. Berliner klin. Wochenschr. 1909, Nr. 4.
Bunzel, Untersuchungen auf komplementbindende Substanzen im Blute von Schwangeren und Wöchnerinnen. Ref. Deutsch. med. Wochenschr. 1909, Nr. 28, S. 1253.
— Zur Serodiagnostik der Lues in der Geburtshilfe. Wiener klin. Wochenschr. 1909, Nr. 36, S. 1230—1232.
Buschke, A., und Fischer, W., Demonstration von Spirochaeten in Leber und Milz eines kongenital-syphilitischen Kindes. Urban-Abend am 11. Mai 1905.
— Über das Vorkommen von Spirochaeten in inneren Organen eines syphilitischen Kindes. Deutsche med. Wochenschr. 1905, Nr. 20, S S. 791.
— Nachtrag zu vorstehender Arbeit. Deutsche med. Wochenschr. 1909, Nr. 21, S. 839.
Buschke u. Harder, Über die provokatorische Wirkung von Sublimatinjektionen und deren Beziehungen zur Wassermannschen Reaktion bei Syphilis. Deutsche med. Wochenschr. 1909, Nr. 26, S. 1139—1142.
Burri, Das Tuscheverfahren. Jena 1909.
Buttler, W., Serodiagn. of Syphil. Journ. of amer. Assoc. 1908, Nr. 10.
Carnwath, Zur Technik der biologischen Untersuchung kleinster Blutspuren. Arbeiten a. d. Kais. Gesundh.-Amte, 1907, Bd. 27, H. 2.
Chirivino, Die Farbenreaktion von Schürmann für die Diagnose der Syphilis. Elfte Tagung der italienischen Gesellschaft für Dermatologie. Giornale italiano d. m. V. 1910, S. 47.
Citron, Jul., Serodiagnose der Syphilis. Berliner klin. Wochenschr. 1907, Nr. 43.
— Bemerkungen z. Aufs. von Lesser. Med. Klin. 1908, S. 418.
— Über die Grundlagen der biol. Hg-Therapie. Med. Klin. 1909, Nr. 3.
— Die Technik der Bordet-Gengouschen usw. Handb. Kraus - Levaditi.
— Über Aorteninsuffizienz und Lues. Berl. klin. Wochenschr. 1908, Nr. 48, S. 2142—2146.
Coenen, Praktische Bedeutung der Serodiagnose für die Chir. Beitr. z. klin. Chir. 1908, H. 1—2, S. 265—295.
Cube und Kiolemeneglou, Diskussionsbemerkungen im ärztlichen Verein München, 5. VIII. 1905. Deutsche med. Wochenschr. 1905, Nr. 49, S. 9946.
— Spirochaete pallida. Deutsche med. Wochenschr. 1906, Nr. 12, S. 488.
Cumming und Smithies, Wassermannsche Reaktion ohne Lues. Journ. of am. ass., Nr. 17. Ref. Deutsche med. Wochenschr. 1909, Nr. 22.
Davidsohn, C., Spirochaetenfärbung mit Kresylviolett. Berliner klin. Wochenschr. 1905, Nr. 29.
Demanche, R. et Menard, P., Valleur de la méthode de Hecht pour le serodiagnostic de la syphilis. Compt. rend. Soc. Biol. 1910, T. 68, Nr. 14.
Detre - Brezowski, Serumreaktion bei Syphilis. Orvozi Hetilap 1908, Nr. 29—31 und Wiener klin. Wochenschr. 1908, Nr. 49 und 50.
Dohi, Über den Einfluß der Heilmittel der Syphilis (Quecksilber, Jod, Arsen) auf die Immunsubstanzen des Organismus. Zeitschr. f. exp. Path. und Ther. 1909, Bd. VII, H. 1.
Donath, Der heutige Stand der Serodiagnostik bei Syphilis. Ref. Münchner med. Wochenschr. 1909, Nr. 18, S. 946.

Doutrelepont, J., Über die Spirochaete pallida. Ref. Deutsche med. Wochenschr. 1906, Nr. 10, S. 404.
— und Grouven, C., Über den Nachweis der Spirochaete pallida in tertiär-syphilitischen Produkten. Deutsche med. Wochenschr. 1906, Nr. 23, S. 908.
Dreyer, O., Spirochaete pallida im Urin bei syphilitischer Nephritis. Derm. Zentralbl. IX, 1906, Nr. 6, S. 172—173.
— und Meirowsky. Serodiagnostische Untersuchungen bei Prostituierten. Deutsche med. Wochenschr. 1909, Nr. 39, S. 1698—1701.
Dreuw, Über die Bewertung der Wassermannschen Reaktion. Deutsche med. Wochenschr. 1910, Nr. 4, S. 166—169.
Dudgeon, L., The presence of the spirochaete pallida in syphilitic lesions. The Lancet 1906, Nr. 4306, S. 669.
Dungern, Wie kann der Arzt die Wassermannsche Reaktion leicht und ohne Vorkenntnisse vornehmen? Münchner med. Wochenschr. 1910, Nr. 10, S. 597.
Ehrmann, Diskussionsbemerkungen in der Verhandlung der Wiener derm. Gesellschaft. Ref. Arch. f. Derm. u. Syph. 1905, Bd. LXXVII, H. 1, S. 133—135.
— und Lipschütz, Wiener klin. Wochenschr. 1905, Nr. 22, S. 593.
Eichelberg, Serumreaktion bei Scharlach. Münchner med. Wochenschr. 1908, S. 1206.
— Die Serumreaktion auf Lues, mit besonderer Berücksichtigung ihrer prakt. Verwertbarkeit für die Diagnose der Nervenkrankheiten. Deutsche Zeitschr. f. Nervenkrankheiten 1909, Bd. 36, S. 319—341.
— Prakt. Bedeutung der Wassermann-Neisserschen Serumreaktion auf Lues. Deutsche med. Wochenschr. 1909, Nr. 27, S. 1211.
Eisenberg, Ph., und Nitsch, R., Über die Wassermannsche Probe mit künstl. Antigen. Zeitschr. f. Immunitätsf. 1909. Bd. III, H. 4, S. 376 bis 393.
Eitner, Über den Nachweis von Antikörpern im Serum eines Leprakranken mittels Komplementablenkung. Berliner klin. Wochenschr. 1906, Nr. 51.
— Zur Frage der Anwendung der Komplementbindungsreaktion auf Lepra. Wiener klin. Wochenschr. 1908, Nr. 20.
Elias, Neubauer, Porges, Salomon, Theroretisches über die Serumreaktion auf Syphilis. Wiener klin. Wochenschr. 1908, Nr. 11. V. B. Nr. 21, S. 376.
— Über die Methodik und Verwendbarkeit der Ausflockungsreaktion für die Serodiagnose der Syphilis. Wiener klin. Wochenschr. 1908, Nr. 23.
Facchini, V., Beiträge zur Technik der Wassermannschen Reaktion. Zeitschr. f. Immunitätsf. 1909, Bd. II, H. 3, S. 257.
Feldmann, L., Beiträge zu den durch Bac. fusif. und Spirillum dentium hervorgerufenen Infektionen, mit besonderer Berücksichtigung der Eiterungen. Wiener klin. Wochenschr. 1906, Nr. 23, S. 695.
Finger, E., Weitere Spirochaetenbefunde bei Syphilis. Deutsche med. Wochenschr. 1905, Nr. 44, S. 1755.
— und Landsteiner, K., Arch. f. Derm. und Syphilis. 1905, Bd. LXXVII, H. 1, S. 134—135.
Finkelstein, J. A., Zur Technik der Wassermannschen Reaktion. Berliner klin. Wochenschr. 1909, Nr. 35, S. 1610.
Fischer, W., vgl. Buschke.
Fischer, W., Beobachtungen über die Wassermannsche Reaktion. Berliner klin. Wochenschr. 1908, S. 151.

Fischer, W., Therap. d. Gegenw. 1908, S. 168.
— Bewertung der Wassermannschen Reaktion für die Frühdiagnose und Therapie. Med. Klin. 1909, Nr. 5, S. 173.
Fischer - Meier, Über den klinischen Wert der Wassermannschen Serodiagnostik bei Syphilis. Deutsche med. Wochenschr. 1907, Nr. 52.
Fleischmann, P., Therapie und Praxis der Serumdiagnose. Derm. Zentralbl. 1908, S. 226.
— Berliner klin. Wochenschr. 1908, S. 490.
— and Buttler, Serum Diagnosis of Syphilis. Journ. of Amer. Med. Assoc. 14, 9, 1907.
Flemming, A simple method of Serum Diagnosis of Syphilis. Lancet, 1909, Nr. 4474, S. 1512—1514.
Flexner, S., and Noguchi, H., On the occurrence of spirochaeta pallida Schaudinn in syphilis. Medical News 1905, S. 1145.
Flügel, K., Weitere Spirochaetenbefunde bei Syphilis. Deutsche med. Wochenschr. 1905, Nr. 44, S. 1755—1758.
Fornet und Schereschewski, Serodiagnose bei Lues, Tabes und Paralyse. Münchner med. Wochenschr. 1907, Nr. 30.
Fränkel, Zur Frage der Syphilisdiagnose in Verbindung mit der Wassermannschen Reaktion. Russische Zeitschr. f. Haut- und ven. Krankh., April 1909. Ref. Monatsschr. f. pr. Derm. 1909, Nr. 1, S. 27.
— und Much, Serodiagnostik der Syphilis. Münchner med. Wochenschr. 1908, S. 602.
Friedberger, Über Haltbarmachung der Komplemente. Berliner klin. Wochenschr. 1907, Nr. 41.
Fritz und Kren, Über den Wert der Reaktion nach Porges-Meier und Klausner. Wiener klin. Wochenschr. 1908, S. 386.
Frugoni, Syphilis und Lepra. Arch. f. Derm. und Syphilis 1909, Bd. XCV, 2. und 3. Heft, S. 223—250.
— und Pisani, Vielfache Bindungseigenschaften des Komplementes einiger Sera (Leprakranker) und ihre Bedeutung. Berliner klin. Wochenschr. 1909, Nr. 33, S. 1530—1531.
Fülleborn, Demonstration auf der Tropenmedizinischen Ausstellung in Berlin 1905. Münchner med. Wochenschr. 1905, Nr. 45, S. 2201.
Galambos, A., Farbenreaktion bei Lues. Deutsche med. Wochenschr. 1909, Nr. 22, S. 976.
Gardiewski, E., und Hirschbruch, A., Die serologische Untersuchung auf Syphilis. Straßburger med. Ztg., 3. Heft, 1909.
Garbat u. Munch, Kann das chlorsaure Kali bei der Wassermannschen Reaktion das Immunhämolysin ersetzen? Deutsche med. Wochenschr. 1910, Nr. 3, S. 114—116.
Gaucher et Abrami, Le sérodiagnostic des formes atypiques de la lèpre. Bull. de la Soc. méd. des Hôpit de Paris, 6. Nov. 1908.
Gengou, Ann. Past. 1902.
Giemsa, G., Bemerkungen zur Färbung der Spirochaeta pallida Schaudinn. Deutsche med. Wochenschr. 1905, Nr. 26, S. 1026.
Graefenberg, Der Einfluß der Syphilis auf die Nachkommenschaft. Arch. f. Gyn., Bd. 87, H. 1.
Groß und Volck, Serodiagnose der Syphilis. Wiener klin. Wochenschr. 1908, S. 647.
— Weitere Untersuchungen. Wiener klin. Wochenschr. 1908, S. 1522.
— E., und Bunzel, Über das Vorkommen leicht ausflockender und komplementbindender Substanzen im Blute Eklamptischer. Wiener klin. Wochenschr. 1909, Nr. 22, S. S. 783.

Grosser, Wert und prakt. Bedeutung der Serodiagnostik bei Lues. Med. Klinik 1909, Nr. 36, S. 1343—1350.
Grouven, C., und Fabry, H., Spirochaeten bei Syphilis. Deutsche med. Wochenschr. 1905, Nr. Nr. 37, S. 1469.
Gruber, Wassermannsche Seroreaktion. Ref. Berliner klin. Wochenschr. 1909, Nr. 32, S. 1509.
Haendel, Beitrag zur Frage der Komplementablenkung. Deutsche med. Wochenschr. 1907, Nr. 49, S. 2030—2032.
— Ergebnisse der Immunitätsforschung in den letzten Jahren. Deutsche militärärztl. Zeitschr. 1909, 20. Jan., Vereinsbeilage, S. 2—3.
Händel und Schultz, Serumreaktion bei Scharlach. Zeitschr. f. Imm. 1908, Bd. I, H. 1, S. 91—103.
Halberstädter, Müller und Reiche, Serumreaktion bei Syphilis hered. und Scharlach, Berliner klin. Wochenschr. 1908, Nr. 43, S. 1917—1919.
Hancken, Serodiagnose der Syphilis Inaug.-Diss. Berlin 1909.
— Fortschritte d. Med., Bd. XXVII, Nr. 4, S. 145.
— Der klinische Wert der W.-N.-B.-Reaktion. Münchner med. Wochenschr. 1909, Nr. 25, S. 1265.
Hauck, Positiver Ausfall der Wassermannschen Reaktion bei Lupus erythematosus acutus. Münchner med. Wochenschr. 1910, Nr. 1, S. 17.
Hauck, L. Praktische Bedeutung der Syphilisreaktion. Münchner med. Wochenschr. 1909, S. 206.
Hecht, Ref. Wiener klin. Wochenschr. 1908, S. 1652.
— Eine Vereinfachung der Komplementbindungsreaktion. Wiener klin. Wochenschr. 1908, S. 1742.
— Untersuchungen über Halmolyt. Wiener klin. Wochenschr. 1909, S. 265.
— und Wilenko, Luesreaktion und Scharlach. Zeitschr. f. Imm. 1909, Bd. 2, H. 3, S. 356.
— Über die Untersuchung der Spir. pall. mit dem Tuscheverfahren. Wiener klin. Wochenschr. 1909, Nr. 26, S. 932.
— Zur Technik der Seroreaktion bei Syphilis. Zeitschr. f. Imm.-Forsch. 1910, V. Bd., H. 5, S. 574.
Heller, Serodiagnose der Syphilis. Inaug.-Diss. Erlangen 1908.
Henderson - Smith u. Candler, On the Wassermann reaktion in general paralysis of the insane. Brit. Med. Journ. 1909, Nr. 2534, S. 198—201.
Herxheimer, Über die Beziehungen der Spir. pall. zur Syphilis. Med. Klin. 1905, Nr. 32.
— Zur Kenntnis der Spir. pall. Münchner med. Wochenschr. 1905, Nr. 39.
— und Hübner H., Über Darstellungsweise und Befund der bei Lues vorkommenden Spirochaete pallida. Deutsche med. Wochenschr. 1905, Nr. 26, S. 1023 (27. VI. 05).
Heßberg, P., Versuche über die komplementhemmende und komplementbindende Fähigkeit von Seifen. Biochem. Zeitschr. 1909, Bd. XX, H. 3, 4, 5, S. 349.
Hinrichs, Serologischer Luesnachweis mit der Bauerschen Modifikation. Med. Klin. 1908, S. 1349.
Hirschberg, Giemsas Methode der Färbung der Spirochaete pallida. Americ. med. Assoc. Journ. (7. X. 05). Ref. Monatshefte f. prakt. Dermat., Bd. 43, Nr. 3, S. 151.
Höhne, Serodiagnose der Syphilis. Derm. Zeitschr. 1908, S. 146.
— Med. Klin. 1908, S. 1787.
— Serumdiagnose bei Scharlach. Berliner klin. Wochenschr. 1908, Nr. 38.
— Wassermannsche Reaktion und ihre Beeinflussung durch die Therapie Berliner klin. Wochenschr. 1909, Nr. 19, S. 869.

Höhne, Über die verschiedenen Modifikationen der Wassermannschen Reaktion. Berliner klin. Wochenschr. 1910, Nr. 8, S. 334—337.
Hoffmann, E., Nachtrag zu der Arbeit von Schaudinn und E. Hoffmann über Spirochaete pallida usw. Berliner klin. Wochenschr. 1905, Nr. 23.
— Über das Vorkommen von Spirochaeten bei ulzerierten Karzinomen. Berliner klin. Wochenschr. 1905, Nr. 28, S. 880.
— Weitere Mitteilungen über das Vorkommen der Spirochaete pallida bei Syphilis. Berliner klin. Wochenschr. 1905, Nr. 32.
— Spirochaete pallida bei einem mit Blut geimpften Makakus. Berliner klin. Wochenschr. 1905, S. 46.
— Weitere Mitteilungen über Spirochaete pallida mit Demonstration. Derm. Zeitschr. 1905.
— Über d. Spirochaete pallida. Deutsche med. Wochenschr. Nr. 43, S. 1710.
— Die Ätiologie der Syphilis. Berlin, Julius Springer, 1906.
— Atlas der ätiologischen und experimentellen Syphilisforschung. Berlin Julius Springer, 1908.
— und Blumenthal, Verwertbarkeit der Serodiagnose bei Syphilis. Derm. Zeitschr. 1908, S. 23.
Hoffmann J., Serumdiagnose bei kongenitaler Syphilis. Münchner med. Wochenschr. 1909, S. 423.
Holzmann, Scharlach und Wassermannsche Syphilisreaktion. Münchner med. Wochenschr. 1909, Nr. 14, S. 715—716.
Hübschmann, Spirochaete pallida und Organerkrankungen bei Syph. cong. Berliner klin. Wochenschr. 1906, Nr. 24.
Hügel und Ruete, Bisherige Erfahrungen über die Serodiagnostik der Syphilis an der dermatolog. Universitätsklinik zu Straßburg. Münch. med. Wochenschr. 1910, Nr. 2, S. 79—80.
Isabolinsky, M., Klinische Bedeutung der Wassermannschen Reaktion. Wratschetnaja Gazeta 1909, Nr. 16 und 17. Ref. Monatsschr. f. pr. Derm. 1909, Nr. 4, S. 189.
— Weitere Untersuchungen zur Therorie und Praxis der Serodiagnose bei Syphilis. Zeitschr. f. Imm. 1909, Bd. III, H. 2, S. 143.
Jadassohn, Die Bedeutung der modernen Syphilisforschungen, besonders der Serodiagnostik, für die Klinik der Syphilis. Korresp. der Schweizer Ärzte 1909, Nr. 5.
Jakobaeus u. Backmann Über die verschiedenen Modifikationen der Wassermannschen Reaktion. Zeitschr. f. Imunitätsf., Bd. IV, Nr. 1—2, S. 78—102.
Jochmann und Töpfer, Serumreaktion bei Scharlach. Münchner med. Wochenschr. 1908, Nr. 32, S. 1690.
Jordan, Die praktische Bedeutung der Wassermannschen Reaktion. Medizinskoje Obosrenije, Bd. 73, 1910, S. 126.
Joseph, Die Bedeutung der Serumdiagnostik für die kongentiale Lues. Arch. f. Kinderheilkunde 1909, S. 164—168.
Kalb, Über eine neue Spirochaetenfärbung. Münchner med. Wochenschr. 1910, Nr. 26, S. 1393.
Kiolemeneglou und Cube, Spirochaete pallida (Schaudinn) und Syphilis. Münchner med. Wochenschr. 1905, Nr. 27, S. 1275.
Klausner, Vorläufige Mitteilung über eine Methode der Serodiagnostik bei Lues. Wiener klin. Wochenschr. 1908, Nr. 7, S. 214—215.
— Über eine Methode der Serodiagnostik bei Lues. Wiener klin. Wochenschr. 1908, Nr. 11, S. 363—364.
— Über die Serodiagn. bei Syphilis. Wiener klin. Wochenschr. 1908, Nr. 13.

Kleinschmidt, Über die Sternsche Modifikation der Wassermannschen Reaktion. Zeitschr. f. Imm. 1909, Bd. 3, H. 5, S. 512—516.
— Bildung komplementbindender Antikörper durch Fette und Lipoidkörper. Berliner klin. Wochenschr. 1910, Nr. 2, S. 57—61.
Knoblauch, Die Differentialdiagnose der Hirnlues. Ref. Med. Klinik 1909, Nr. 25, S. 945—946.
Knöpfelmacher und Lehndorf, Komplementablenkung bei Müttern hereditär-luetischer Säuglinge. Ref. Wiener klin. Wochenschr. 1908, Nr. 15, S. 813.
— Komplementfixation bei Müttern heredo-syphilitischer Säuglinge (II. Mitteilung). Med. Klinik 1908, Nr. 31, S. 1182—1184.
— Untersuchungen heredo-luetischer Kinder mittels der Wassermannschen Reaktion. Das Gesetz von Profeta. Wiener klin. Wochenschr. 1909, S. 2231—2257.
— Das Collesche Gesetz. Med. Klinik 1909, Nr. 40, S. 1506—1509.
— Das Collesche Gesetz und die neueren Syphilisforschungen. Jahrbuch für Kinderheilkunde 1910, Bd. 71, S. 156—179.
König, Warum ist die Hechtsche Modifikation der Wassermannschen Reaktion dieser und der Sternschen Modifikation vorzuziehen? Wiener klin. Wochenschr. 1909, Nr. 32, S. 1176.
Korschun und Leibfreid, Komplementbindung bei Typhus recurrens. Deutsche med. Wochenschr. 1909, Nr. 27, S. 1179.
Kowalewski, L. R., Über Primäraffekt am Lid mit Demonstration von Spirochaeten. Vortrag in der Berliner ophthalmologischen Gesellschaft am 16. XI. 05. Deutsche med. Wochenschr. 1905, Nr. 52, S. 2098.
Kraus und Prantschoff, Über das konstante Vorkommen der Spirochaete pallida im syphilitischen Gewebe bei Menschen und Affen. Ref. Münch. med. Wochenschr. 1905, Nr. 36, S. 1894.
Kreuter und Pöhlmann, Die Bedeutung der Wassermannschen Reaktion für die chirurg. Diagnostik, mit bes. Berücksichtigung der Modifikation nach Stern. Deutsche Zeitschr. f. Chirurg. 1909, Bd. 102, S. 277—293.
Kroner, Wassermannsche Serodiagnostik bei Lues. Berliner klin. Wochenschr. 1908, Nr. 4, S. 149—151.
— Landsteiner, Müller und Poetzl, Komplementbindung mit dem Serum von Dourinetieren. Wiener klin. Wochenschr. 1907, Nr. 46.
— Komplementbindung bei Syphilis. Wiener klin. Wochenschr. 1907, Nr. 50.
— Bem. Berliner klin. Wochenschr. 1908, S. 86.
— und Mucha, V., Zur Technik der Spirochaetenuntersuchung. Wiener klin. Wochenschr. 1906, Nr. 45, S. 1349.
Lange, Die Wassermannsche Reaktion mit chlorsaurem Kali nach Brieger und Renz. Berliner klin. Wochenschr. 1910, Nr. 2, S. 87.
— Ergebnisse der Wassermannschen Reaktion bei Vorbehandlung der Sera mit Baryumsulfat nach Wechselmann. Deutsche med. Wochenschrift 1910, Nr. 5, S. 217—219.
— Die Wassermannsche Reaktion mit chlorsaurem Kali nach Brieger und Renz. Berliner klin. Wochenschr. 1910, Nr. 8, S. 337—338.
Leber, Serodiagnostik bei Augenerkrankungen. Ref. Deutsche med. Wochenschr. 1907, Nr. 38, S. 1560.
— Über die biologische Diagnostik spezifischer, insonderheit syphilitischer Augenerkrankungen. Med. Klinik 1907, Nr. 38, S. 1140—1141.
Ledermann, Über den praktischen Wert der Serodiagnostik bei Syphilis. Deutsche med. Wochenschr. 1908, Nr. 41, S. 1760—1763.
— Über die Bedeutung der Wassermannschen Reaktion für die Diagnose und Behandlung der Syphilis. Med. Klinik 1909, Nr. 17, S. 419—423.

Leiner, K., Demonstration von Schaudinnschen Spirochaeten im Pemphigusinhalt eines hereditär-syphilitischen Kindes. Gesellschaft für innere Medizin und Kinderheilkunde in Wien. Sitzung vom 15. VI. 05. Wiener klin. Wochenschr. 1905, Nr. 29, S. 791.

Lesser, Fr., Bedeutung der Wassermannschen Reaktion. Med. Klin. 1908, S. 299.

— Tabes und Paralyse im Lichte der Syphilis. Berliner klin Wochenschr. 1908, S. 1762.

— Weitere Ergebnisse. Deutsche med. Wochenschr. 1909, S. 379.

— Derm. Zeitschr., Bd. XI, H. 9.

— Technik und Wesen der Reaktion. Berliner klin. Wochenschr. 1909, Nr. 21, S. 974.

— Die Behandlung der Syphilis im Lichte der neuen Syphilisforschung. Deutsche med. Wochenschr. 1910, Nr. 3, S. 116—121.

Levaditi und Manouélian, Histologie pathologique des accidents syphilitiques primaires et secondaires chez l'homme dans ses rapports avec le spirochaete pallida. Compt. rend. Soc. biol. a Paris (Séance du 25. XI. 1905), T. LIX, p. 527.

— Histologie pathologique du chancre syphilitique du singe dans ses rapports avec le spirochaete pallida. Compt. rend. Soc. biol. à Paris. (Séance du 25. XI. 05), T. LIX, p. 529.

— und Yamanouchi, Soc. biol. 1907, p. 740.

— Soc. biol. 1908, p. 349.

— Reaktion bei Schlafkrankheit. Bull. de Soc. de pathol. exot. 1908, p. 26 et 140.

Lewandowsky, M., Zur Entwicklung der neurologischen Therapie. Therap. Monatsh. 1909, H. 5, S. 248.

Liefmann, Über den Mechanismus der Seroreaktion der Lues. Münchner med. Wochenschr. 1909, Nr. 41, S. 2097—2101.

Lipschütz cf. Ehrmann, Untersuchungen über die Spirochaete pallida Schaudinn. Deutsche med. Wochenschr. 1905, Nr. 46, S. 1832.

— Zur Kenntnis der Spirochaete pallida im syphilitischen Gewebe. Wiener klin. Wochenschr. (13. IX. 06), Nr. 37, S. 1110. Ref. Deutsche med. Wochenschr. (27. IX. 06, Nr. 39, S. 1594).

Lippmann, Über den Zusammenhang von Idiotie und Syphilis. Münchner med. Wochenschr. 1909, Nr. 47, S. 2417—2418.

Loewenthal, W., Demonstration von Spirochaeten in der Sitzung vom 19. VI. 05 des Vereins für innere Medizin in Berlin. Ref. Deutsche med. Wochenschr. 1905, Nr. 29, S. 1169. Disk. Beitzke.

— Die Spirochaeten. Biophysik. Zentralbl., Bd. I, 1905.

— Beitrag zur Kenntnis der Spirochaeten. Berliner klin. Wochenschr. 1906, Nr. 10, S. 283. (Nach Demonstrationen in der Gesellschaft der Charité-Ärzte am 18. I. 06.)

— Zur Kenntnis der Mundspirochaeten. Med. Klin. 1906, Nr. 11, S. 278.

Lüdke, Beiträge zur Klinik der Tuberkulose 1907, H. 1.

— Die praktische Verwertung der Komplementbindungs-Reaktion. Münchner med. Wochenschr. 1909, Nr. 26.

Mallessez, Arch. d. Phys. 1886.

Manteufel, Untersuchungen über spezifische Agglomeration und Komplementbindung bei Trypanosomen und Spirochaeten. Arbeiten aus dem Kaiserl. Ges.-Amt 1908, Nr. 28, S. 172—197.

Marie und Levaditi, Les anticorps syphilitiques dans le liquide céphalorachidien des paralytiques généraux et des tabétiques. Ann. de l'Inst. Pasteur 1907, p. 138.

Marie und Levaditi, La réaction des anticorps syphilitiques dans la paralysie et la tabes. Revue de Médicine 1907, Tome XVII, p. 613.
Meier, G., Technik und Zuverlässigkeit der Reaktion. Berliner klin. Wochenschr. 1907, Nr. 51.
— Lezithinausflock. und Komplementbindung. Deutsche med. Wochenschr. 1908, Nr. 11.
— Serumreaktion bei Scharlach. Med. Klin. 1908, Nr. 36.
— Berliner klin. Wochenschr. 1908, S. 51.
Meirowsky, Schürmannsche Reaktion. Deutsche med. Wochenschr. 1909, Nr. 21, S. 397.
— Über die Sternsche Modifikation usw. Berliner klin. Wochenschr. 1909, Nr. 28, S. 1310.
— Über einfache Methoden zur schnellen Färbung lebender Spirochaeten. Münchner med. Wochenschr. 1910, Nr. 27, S. 1452.
— Über paradoxe Erscheinungen bei der Wassermannschen Reaktion. Med. Klinik. 1910, Nr. 24, S. 947.
Metschnikoff, E., und Roux, E., Ètudes expérimentales sur la syphilis. 4 Mém. Ann. Pasteur, Bd. 19, 1905, S. 673—698.
— Ètudes expérimentales sur la syphilis. 5 Mém. Ann. Pasteur, Bd. 20 Nr. 10, S. 785—800 (Okt. 1906).
Meyer E., Zur Kenntnis der konjugalen und famil. syphilitischen Erkrankungen des Zentralnervensystems. Arch. f. Psych., Bd. XLV, H. 3.
Meyer L., Wann soll sich der Arzt der Wassermannschen Reaktion bedienen? Allg. med. Zentralbl. 1909, Nr. 9.
— Ein Beitrag zur Theorie und Technik der Wassermannschen Reaktion und zur Wertbemessung der geprüften Seren. Berliner klin. Wochenschr. 1909, Nr. 18, S. 829.
— Derm. Zeitschr., Bd. XVI, S. 304.
Michaelis L., Präzipitinreaktion bei Syphilis. Berliner klin. Wochenschr. 1907, Nr. 46.
— Berliner klin. Wochenschr. 1907, Nr. 35.
— Zur Serodiagnose der Syphilis. Berliner klin. Wochenschr. 1908, Nr. 13.
— und Skwiraky, Das Verhalten des Komplements bei der Komplementbindungsreaktion. Berliner klin. Wochenschr. 1910, Nr. 4, S. 139.
— und Lesser, Berliner klin. Wochenschr. 1908, Nr. 6.
—, Walter, s. Mulzer.
M'Kenzie, Ivy, The serumdiagn. of syphilis. Journ. of path. and bacter. 1909, T. XIII, p. 311. Ref. Bull. Past. 1909, T. VII, Nr. 12, S. 508.
Mohn, Bericht über Spirochaetenbefunde in der Placenta. Med. Gesellschaft zu Leipzig. Sitzung vom 24. VII. 1906. Münchner med. Wochenschr. 1906, Nr. 47, S. 2324.
Moreschi, Wert der Komplementablenkung. Berliner klin. Wochenschr. 1905, Nr. 37.
— Berliner klin. Wochenschr. 1907, S. 1204.
Morgenroth und Stertz, Serumreaktion bei Paralysen. Virchows Arch. 1907, S. 188.
Much. Eine Studie über die sogenannte Komplementbindungsreaktion mit besonderer Berücksichtigung der Lues. Med. Klin. 1908, Nr. 28 u.29.
— Komplementbindung bei Scharlach. Med. Klinik 1908, Nr. 39, S. 1500 bis 1501.
— und Eichelberg, Die Komplementbindung mit wäßrigem Luesextrakt bei nicht syphilitischen Krankheiten. Med. Klin. 1908, Nr. 18.
Mühsam H., Klinische Leistungsfähigkeit der Serodiagnostik bei Lues. Berliner klin. Wochenschr. 1908, Nr. 1.

Mühsam, H., Zur Blutentnahme für serodiagnostische Zwecke. Deutsche med. Wochenschr. 1908, Nr. 42, S. 1811.

Müller, R., Verwertbarkeit der Serodiagnose. Wiener klin. Wochenschr. 1908, S. 282.

— Wiener med. Wochenschr. 1908, Nr. 51.
— Dermat. Kongreß Frankfurt 1908.
— Über den technischen Ausbau der Wassermannschen Reaktion nebst klinischen Betrachtungen über deren Wert und Wesen. Wiener klin. Wochenschr. 1909, Nr. 40, S. 1376—1380.
— und Oppenheim, Komplementbindung bei Gonorrhöe. Wiener klin. Wochenschr. 1906, Nr. 23.

Mulzer, P., Über das Vorkommen von Spirochaeten bei syphilitischen und anderen Krankheitsprodukten. Berliner klin. Wochenschrift (4. IV. 1905) Nr. 36, S. 1144—1149.
—Sammelreferat über Spirochaetenbefunde bei Syphilis. Arch. f. Derm. u. Syph. 1906, Bd. LXXIX, H. 2, 3.
— Die Weidanzsche Modifikation usw. Berliner klin. Wochenschr. 1909, Nr. 26, S. 1231.
— Zur Technik und praktischen Verwertung der Wassermannschen Reaktion. Zeitschr. f. Immunitätsf. 1910, Bd. 5, H. 2 u. 3.
— Therapie der Syphilis. Berlin, 1911. Julius Springer,
— und W. Michaelis, Hereditäre Lues und Wassermannsche Reaktion. Berliner klin. Wochenschr. 1910, Nr. 30.
— s. Uhlenhuth.
— s. Schuberg.

Neißer, A. Bruck und Schucht, Diagnostische Blutuntersuchung bei Syphilis. Deutsche med. Wochenschr. 1906, Nr. 18.
— Der gegenwärtige Stand der Pathologie und Therapie der Syphilis. Kongr. f. inn. Med. 1908.
— Die Bedeutung der Wassermannschen Serodiagnose für die Praxis. Münchner med. Wochenschr. 1909, Nr. 21.

Neißer, M., und Sachs, Ein Verfahren zum forensischen Nachweis der Herkunft des Blutes. Berliner klin. Wochenschr. 1905, Nr. 44.
— Die forensische Blutdifferenzierung durch antihämolytische Wirkung. II. Mitteilung. Ebenda 1906. Nr. 3.
— Bemerkungen zu der Arbeit von Prof. Uhlenhuth über Komplementablenkung und Bluteiweißdifferenzierung. Deutsche med. Wochenschr. 1906, Nr. 39.

Nobl und Arzt, Zur Serodiagnostik der Syphilis. (Porges-Meier-Klausnersche Reaktion.) Wiener klin. Wochenschr. 1908, Nr. 9.

Noeggerath, C. F., und Staehelin, R., Demonstration der Spirochaete pallida (auch im Blut). Sitzung der Basel. med. Ges. am 6. VII. 1905. Korrespondenzblatt f. Schweizer Ärzte 1905.
— Zum Nachweis der Spirochaete pallida im Blut Syphilitischer. Münch. med. Wochenschr. 1905, Nr. 31, S. 1481.

Noguchi, Journ. of. am. med. Ass. 1908, Nr. 22. Eine für die Praxis leicht ausführbare Methode der Serumdiagnose der Syphilis. Münchner med. Wochenschr. 1909, Nr. 10, S. 494.

Nonne, Die Diagnose der Syphilis bei Erkrankungen des Zentralnervensystems. Verhandl. der Gesellschaft deutscher Nervenärzte 1908, S. 44.
— und Holzmann, Über Wassermanns Reaktion im Liquor spinalis bei Tabes dorsalis, sowie über quantitative Auswertung von Stärkegraden der Wassermann-Reaktion bei syphilogenen Krankheiten des Zentralnervensystems. Monatsschr. f. Psych. u. Neur. 1910, H. 2.

Oppenheim und Sachs, Über Spirochaetenbefunde in syphilitischen und anderen Krankheitsprodukten. Wiener klin. Wochenschr., Nr. 45 bis 69 b.
— Eine einfache und schnelle Methode zur deutlichen Darstellung der Spirochaete pallida. Deutsche med. Wochenschr. 1905, Nr. 29.
Paris, A., et Sabareanu, G., La séro-précipitation chez les syphilitiques par le Glycocholate de soude. Compt. rend. Soc. Biol. 1910, T. 68, Nr. 7, p. 290.
Paschen, E., Ref. d. Münchner med. Wochenschr. 1905, 19. Mai, Nr. 19, S. 932.
Pasini, Mailand. Ettratto dal Giornale Italiano delle Malattie Veneree e della Pelle. Fascicolo III, 1905. A proposito delle recenti observazione mi Protozoi nella sifilide.
Pauli, Über Plazentarsyphilis. Bull. John Hopkins. Hosp. Balt. 1909, Nr. 212. Ref. Münchner med. Wochenschr. 1909, Nr. 5, S. 255.
Petzold, P., Über das Vorkommen der Spirochaete pallida bei Syphilis. Inaug.-Diss., Leipzig 1905.
Pfeiffer, L., Der Stand der mikroskopischen Forschung bezüglich der Syphilis-Spirochaete sowie der Trypanosomenkrankheiten am Schluß des Jahres 1905. Korrespondenzblatt des allgem. ärztl. Vereins in Thüringen, Bd. XXXV, Nr. 1, 1906, S. 1—13.
Plaut, Deutsche med. Wochenschr. 1894, Nr. 49.
— F., Die Wassermannsche Reaktion und ihre Anwendung auf die Psychiatrie. Jena, Gustav Fischer, 1909.
— Die Wassermannsche Reaktion und der praktische Arzt. Münchner med. Wochenschr. 1910, Nr. 16, S. 853.
— und Heuck, Zur Fornetschen Präzipitatreaktion bei Lues und Paralyse. Berliner klin. Wochenschr. 1908, Nr. 24.
— Heuck und Rossi, Spezifische Präzipitinreaktion bei Lues und Paralyse. Münchner med. Wochenschr. 1908, Nr. 2.
Ploeger, H., Die Spirochaeten bei Syphilis. (Vortrag mit Demonstration im ärztlichen Verein zu München am 5. VII. 05.) Münchner med. Wochenschr. 1905, Nr. 29, S. 1381. Disk. v. Cube, Jesionek, Kopp.
Porges, Eine neue Methode der Serodiagnose bei Syphilis. Wiener klin. Wochenschr. 1908, S. 206 und Münchner med. Wochenschr. 1908, Nr. 7.
— und Meier, Über die Rolle der Lipoide bei der Wassermannschen Reaktion. Berliner klin. Wochenschr. 1908, S. 731.
Pürckhauer, Wie wirkt die spezifische Therapie auf die W.-N.-B.-Reaktion? Münchner med. Wochenschr. 1909, Nr. 14.
Rajehmann und Szymanowski, Praktische Bemerkungen zur Wassermannschen Reaktion. Ref. Deutsche med. Wochenschr. 1909.
Raubitschek, H., Über einen Fund von Spirochaete pallida im kreisenden Blut. Wiener klin. Wochenschr., XVIII. Jahrg. (13. VII. 05), Nr. 28, S. 752, 53.
Reischauer, A., Ein weiterer Spirochaetenbefund bei hereditärer Lues. Deutsche med. Wochenschr. 1905, Nr. 25, S. 997.
Reitmann, K., Zur Färbung der Spirochaete pallida Sch. Deutsche med. Wochenschr. 1905, Nr. 25, S. 997.
Reuter, K., Präparate der Spirochaete pallida. Biologische Abhandlung des ärztlichen Vereins Hamburg. Sitzung vom 19. XII. 05. Münchner med. Wochenschr. 1906, Nr. 10, S. 480.
Richards und Hunt, L., Spirillenbefunde bei Syphilis. Lancet 1905, Nr. 4283. Ref. Deutsche med. Wochenschr. (12. X. 05, Nr. 41, S. 1650).
— The spirochaete found in syphilitic lesions. The Lancet, 10. III. 1906, Nr. 4306, S. 667—69, 1906.

Rille, Intern. Derm.-Kongr., Wien 1892.
Rolly, Wassermannsche Reaktion bei Lues und anderen Infektionskrankheiten. Münchner med. Wochenschr. 1909, Nr. 2, S. 62.
Roscher, R., Untersuchungen über das Vorkommen von Spirochaete pallida bei Syphilis. Berliner klin. Wochenschr. 1905, Nr. 44—46.
Rossi, Ref. Riv. di patol. nerv. e mentale 1908, 13; 1909, 14.
Salmon, Presence du spirochaete pallida chez un enfant syphilitique héréditaire. La semaine médicale 24 V. 05, Nr. 21, S. 248 und Compt. rend. Soc. biol. à Paris 1905, T. 58, Nr. 19, S. 883 (27. V. 05).
Schatiloff und Isabolinski, Über die W.-N.-B.-Reaktion. Zeitschr. f. Imm. 1909, Bd. I, H. 2.
Schaudinn und Hoffmann, E., Vorläufiger Bericht über das Vorkommen von Spirochaeten in syphilitischen Krankheitsprodukten und bei Papillomen. Arbeiten aus dem Kaiserlichen Gesundheitsamte (10. IV. 05), Bd. XXII, H. 2, S. 527.
— Über Spirochaetenbefunde im Lympdrüsensaft Syphilitischer. Deutsche med. Wochenschr. (4. V. 05, Nr. 18, S. 711—14).
— Demonstration Berliner med. Gesellschaft 17. V. 05. Berliner klin. Wochenschr. 1905, Nr. 22, S. 694.
— Schlußwort zur Diskussion in der Sitzung der Berliner med. Gesellschaft vom 24. V. 05. Berliner klin. Wochenschr. 1905, Nr. 23, S. 733.
— Über Spirochaete pallida bei Syphilis und die Unterschiede dieser Form gegenüber anderen Arten dieser Gattung. Berliner klin. Wochenschr. (29. V. 05), Nr. 22, S. 673.
— Zur Kenntnis der Spirochaete pallida. Deutsche med. Wochenschr. (19. X. 05), Nr. 42, S. 1665 und Nr. 43, S. 1728.
— Erwiderung auf vorstehende Beurkundung (Bütschlis). Deutsche med. Wochenschr. 1906, Nr. 2, S. 71.
— Diskussions-Bemerkung, XV. internationaler Kongreß Lissabon 19. bis 26. April, 1906. Ref. Derm. Zeitschr. Bd. XIII, H. 8, S. 573.
Schereschewski, Serumreaktion bei Scharlach und Masern. Münchner med. Wochenschr. 1908, Nr. 15.
Schleißner, Serumreaktion bei Scharlach. Wiener klin. Wochenschr. 1908, Nr. 40.
Schlimpert, H., Spirochaetenbefunde in den Organen kongenital-syphilitischer Neugeborener. Deutsche med. Wochenschr. 1906, Nr. 26, S. 1037.
— Pathologisch-anatomische Befunde an den Augen bei zwei Fällen von Lues congenita. Deutsche med. Wochenschr. 1906, Nr. 48, S. 1942.
Schmidt, H. E., Blutuntersuchung bei latenter Syphilis. Berliner klin. Wochenschr. 1908, S. 2089.
Scholtz, W., Über den Spirochaetennachweis bei Syphilis. Deutsche med. Wochenschr. 1905, Nr. 37, S. 1467.
— Deutsche med. Wochenschr. 1906, Nr. 3.
Schonnefeld, Inaug.-Diss. Bonn 1909.
Schottelius, Zur Ätiologie der Syphilis. Verein Freiburger Ärzte. Münch. med. Wochenschr. 1906, Nr. 28, S. 1381.
Schuberg und Mulzer, Ein Sauger zur Entnahme von Saugserum. Arbeiten aus dem Kaiserlichen Gesundheitsamte 1909, Bd. 33, S. 183.
Schürmann, Luesnachweis durch Farbenreaktion. Deutsche med. Wochenschr. 1909, Nr. 14.
— Ein kunstliches Extrakt. Med. Klin. 1909, Nr. 17, S. 627.
Seligmann, Beitrag zur sogenannten Komplementbindung. Berliner klin. Wochenschr. 1907, Nr. 32.

Seligmann, Zeitschr. f. Immunitätsf. 1909, Bd. II, H. 1.
— und Klopfstock, Serumreaktion bei Scharlach. Berliner klin. Wochenschr. 1908, Nr. 38.
— und Pinkus, Beiträge zur Theorie und Praxis der Wassermannschen Reaktion. Zeitschr. f. Immunitätsforschung 1910, Bd. 5, H. 4.
Siebert, Deutsche med. Wochenschr. 1905, Nr. 41, S. 1642.
— C., Über die Spirochaete pallida.
Siedentopf, Vorgeschichte der Spiegelkondenseorn. Zeitschr. f. wissenschaftl. Mikroskopie u. mikroskop. Technik, Bd. XXIV, 1908, S. 382 bis 395.
Simonelli, Verwendung der syphilitischen Cornea zur W.-N.-B.-Reaktion. Gaz. d'ospedali 1908, Nr. 89. Ref. Deutsche med. Wochenschr.
— Corneae v. Keratit. parenchym. als Antigen. Gaz. degli osp. 1909, Nr. 19. Ref. Münchner med. Wochenschr. 1909, Nr. 28.
Slatineanu und Danielopulo, Sur la présence d'anticorps spécifiques dans le sérum des malades atteints de lèpre. Soc. de Biol. 1908, 17. X.; 1908, 24. XI : 1908, 19. XII. und Zentralbl. für Bakt., I. Abt., Orig., Bd. XLVIII, H. 4.
Sobernheim, C., und Tomaszewski, E., Über die Spirochaete pallida. Münchner med. Wochenschr. 1905, Nr. 39, S. 1857.
Spitzer, L., Demonstration der Spirochaete pallida in der Wiener dermat. Gesellpschaft. 24. V. 1905. Arch. f. Derm. u. Syphilis, Bd. 77, S. 133. Disk. Lipchütz, Nobl, Scherber, Volk, Oppenheim, Ehrmann, Finger, Mraček.
— Über Spirochaetenbefunde im syphilitischen Gewebe. Wiener klin. Wochenschr. 1905, Nr. 31, S. 822.
Stern, Spirochaete pallida. Verein Düsseldorfer Ärzte. Sitzung von 12. III. 1906. Ref. Deutsche med. Wochenschr. 1906, Nr. 29, S. 1182.
— Zur Technik der Reaktion. Berliner klin. Wochenschr. 1908, Nr. 32.
— Eine Verfeinerung der Reaktion. Zeitschr. f. Immunitätsf. 1909, Bd. I, H. 3.
Stühmer, A., Über zwei neue Syphilisreaktionen. Med. Gesellschaft Magdeburg, 29. April 1909. Ref. Münchner med. Wochenschr. 1909, Nr. 33,
— S. 1714. Über die Tschernogubowsche Modifikation. Deutsche med. Wochenschr. 1909, Nr. 35, S. 1517.
— Schürmannsche Reaktion. Fortschritte d. Meth. 1909, Nr. 19.
Stümpke, Welche Beziehungen bestehen zwischen Jod (Jodkali) und dem Ausfall der Seroreaktion. Münchner med. Wochenschr. 1910, Nr. 29, S. 1532.
Taege, Technik der Reaktion. Münchner med. Wochenschr. 1908, S. 1730.
Thesing, C., Kritische Bemerkungen zur Spirochaete pallida bei Syphilis. Münchner med. Wochenschr. 1905, Nr. 28, S. 1337.
Toepel vgl. Dreyer.
— Die Färbung der Spirochaete pallida in Schnitten. Derm. Zentralbl. 1906, Nr. 4, S. 106—107.
Trinchese, Bakteriologische und histologische Untersuchung bei kongenialer Lues. Münchner med. Wochenschr. 1910, Nr. 11, S. 570.
Uhlenhuth, Komplementablenkung und Bluteiweißdifferenzierung. Deutsche med. Wochenschr. 1906, Nr. 31 und Zentralbl. f. Bakt., Ref., Bd. XXXVIII, S. 36.
— Experimentelle Grundlagen der Chemotherapie der Spirochaetenkrankheiten 1911. Verlag Urban und Schwarzenberg.
— und Weidanz, Praktische Anleitung zur Ausführung des biolog. Eiweißdifferenzierungsverfahrens. Jena, Fischer, 1909.

Uhlenhuth und Mulzer, Über experimentelle Kaninchensyphilis etc. Arbeiten aus dem Kaiserlichen Gesundheitsamte 1909, Bd. 33, S. 183.
— und Mulzer.
Volck, R., Diskussionsbemerkungen in den Verhandlungen der Wiener Dermatologischen Gesellschaft, 24. V. 1905. Ref. Arch. f. Derm. und Syphilis 1905, Bd. 77, H. 1, S. 134.
Volk, R., Diskussionsbemerkung in der Sitzung vom 26. V. 1905 der k. k. Gesellschaft der Ärzte in Wien. Wiener klin. Wochenschr. 1905, Nr. 22, S. 593.
— Demonstrat. Spirochaete pallida im Schnitt. K. k. Gesellschaft der Ärzte in Wien. Sitzung vom 15. XII. 1905. Wiener klin. Wochenschr. (21. XII. 1905), Nr. 51, S. 1367.
— vgl. Kraus, R.
Wassermann, A., und Bruck, Ist die Komplementbindung beim Entstehen spezifischer Niederschläge eine mit der Präzipitierung zusammenhängende Erscheinung oder Ambozeptorenwirkung? Med. Klin. 1905, S. 1409.
— Experimentelle Untersuchung über die Wirkung von Tuberkelbazillenpräparaten usw. Deutsche med. Wochenschr. 1906, Nr. 12.
— Über das Vorhandensein von Antituberkulin im tuberkulösen Gewebe. Münchner med. Wochenschr. 1906, Nr. 49.
— Neißer, A., und Bruck, C., Eine serodiagnostische Reaktion bei Syphilis. Deutsche med. Wochenschr. 1906, Nr. 19, S. 755.
— Neißer, Bruck, Schucht, Weitere Mitteilungen über den Nachweis spezifisch-luetischer Substanz durch Komplementverank. Zeitschr. f. Hyg. und Infektionskrankh. 1906, S. 451.
— und Plaut, Über Syphilisantistoffe und Cerebrospinalflüssigkeit bei Paralyse. Deutsche med. Wochenschr. 1906, Nr. 44, S. 1768.
— Über die Entwicklung und den gegenwärtigen Stand der Serodiagnostik bei Syphilis. Berliner klin. Wochenschr. 1907, Nr. 50 u. 51.
— Serodiagnostik der Syphilis und ihre Bedeutung für die praktische Medizin. Kongr. f. innere Med. Wien 1908.
— Münchner klin. Wochenschr. 1908, S. 388 und 745
— M., und Meier, Gg., Zur klinischen Verwertbarkeit der Serumreaktion. Deutsche med. Wochenschr. 1907, Nr. 32.
— und Meier, Die Serodiagnostik der Syphilis. Münchner med. Wochenschr. 1910, Nr. 24, S. 1277.
Wechselmann und Loewenthal, Untersuchungen über die Schaudinn-Hoffmannschen Spiochaeten in syphilitischen Krankheitsprodukten. Med. Klin. 1905, Nr. 26, S. 657—658.
— — Zur Kenntnis der Spirochaete pallida. Med. Klin. 1905, Nr. 33, S. 838.
— und Meier, Wassermannsche Reaktion in einem Fall von Lepra. Deutsche med. Wochenschr. 1908, Nr. 31.
Weidanz, Wassermannsche Reaktion bei Anwendung kleinster Blutmengen. Berliner klin. Wochenschr. 1908, Nr. 50, S. 2240.
Weil und Braun, Über die Antikörperbefunde bei Lues, Tabes und Paralyse. Berliner klin. Wochenschr. 1907, Nr. 49.
Weigandt, Syphilitische Antistoffe in der Cerebrospinalflüssigkeit. Münch. med. Wochenschr. 1907, S. 1458 und Deutsche med. Wochenschr. 1907, S. 1239.
Widal und Lescourd, Compt. rend. Soc. biol. Paris, 27. Juli 1901.

Wolff, Eisner, Vitale Antikörperreaktion im Vergleich zur Komplementbindungsreaktion bei Tabes und Lues. Med. Klin. 1908, S. 370.

Wolters, Über die bei Syphilis gefundenen Spirochaeten. Med. Klin. 1905, Nr. 38.

Zabolotny, D., Sur la syphilis expérimentale des babouins. Archives de sciences biol., Bd. XI, Nr. 1—2, 1904.

— Les spirochètes dans la syphilis. Russ. Wratsch. 1905, S. 741—742. Ref. Deutsche med. Wochenschr. (13. VII. 1905), Nr. 21, S. 1127.

v. Zumbusch, L., Ein Fall von Lupus erythematodes disseminatus mit positiver Wassermannscher Reaktion. Wiener klin. Wochenschr. 1910, Nr. 15, S. 550.

Tafeln.

Erklärung der Tafeln.

Tafel I: Fig. 1. Photogramm von Spirochaeta pallida im gefärbten Trockenpräparat aus Saugserum.

Fig. 2. Photogramm von Spirochaete pallida im gefärbten Trockenpräparat aus einem Geschabe.

Tafel II: Fig. 1. Zeichnung eines mit Giemsa gefärbten Reizserumtrockenpräparates, zahlreiche Pallidae enthaltend.

Fig. 2. Nach Levaditi mit Silber gefärbtes Schnittpräparat aus einem syphilitischen Kaninchenhoden.

Tafel III: Fig. 1. Hühnerspirillen im Dunkelfeld.

Fig. 2. Spirochaete pallida im Dunkelfeld.

Tafel IV: Fig. 1. Spirochaetae pallidae im Dunkelfeld.

Fig. 2. Mundspirochaeten im Dunkelfeld.

Mulzer. Syphilisdiagnose. 2. Aufl. *Tafel I.*

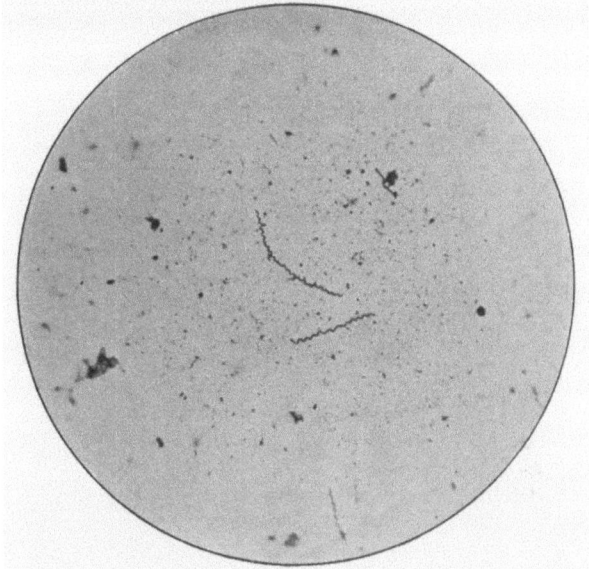

Fig. 1.

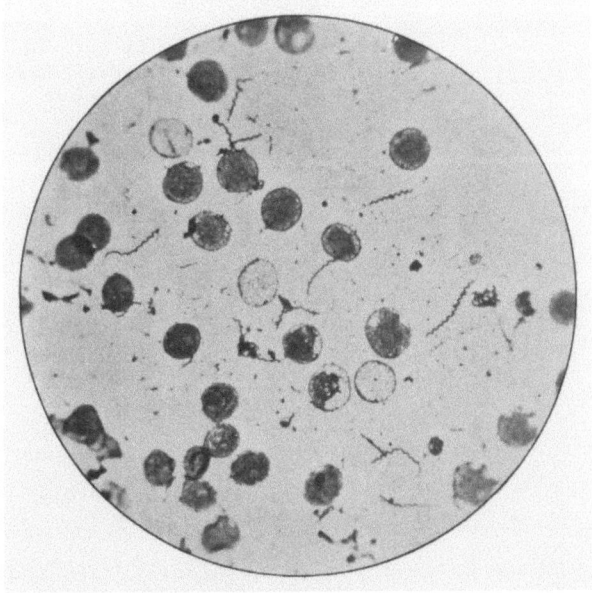

Fig. 2.

Verlag von Julius Springer in Berlin.

Mulzer, Syphilisdiagnose. 2. Aufl. Tafel II.

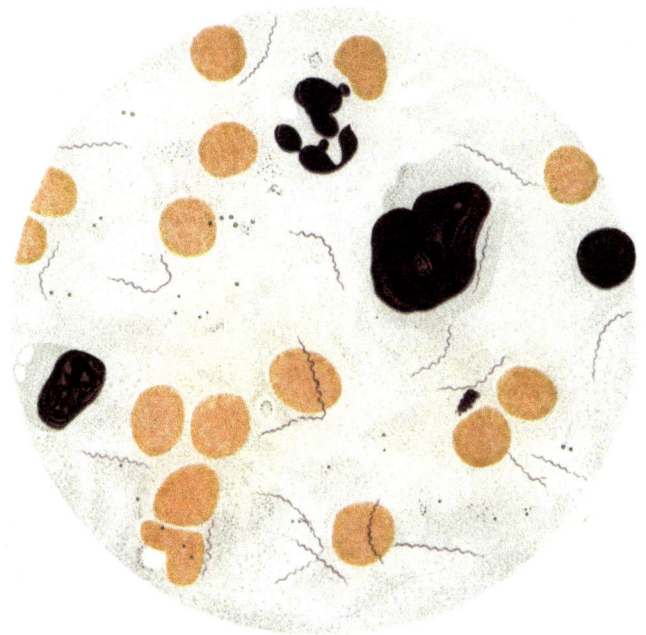

Fig. 1.

Fig. 2.

Verlag von Julius Springer in Berlin.

Tafel III.

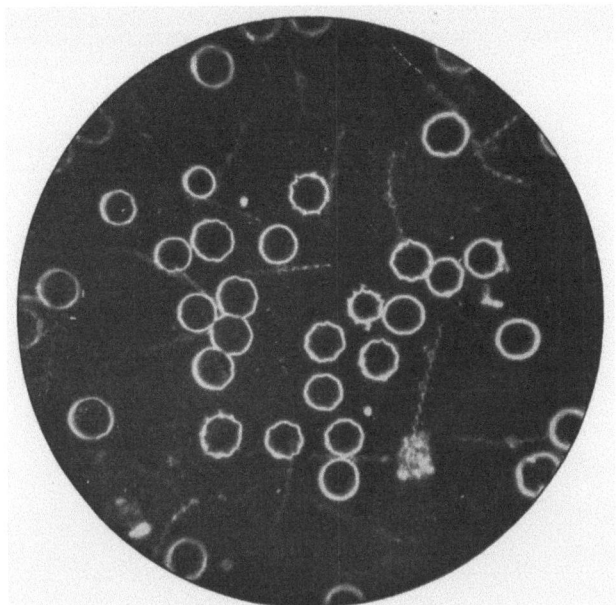

Fig. 1.

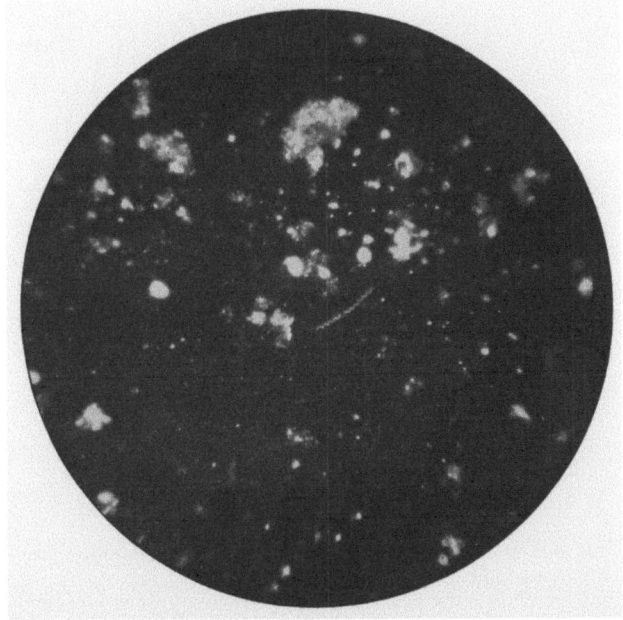

Fig. 2.

Verlag von Julius Springer in Berlin.

Mulzer, Syphilisdiagnose. 2 Aufl.   *Tafel IV.*

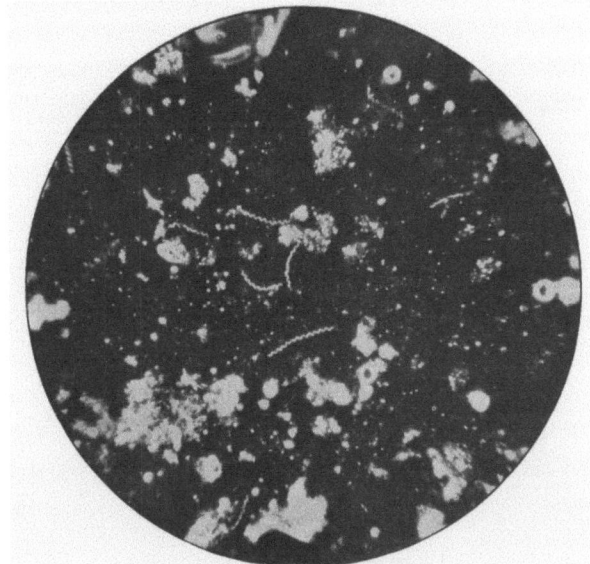

Fig. 1.

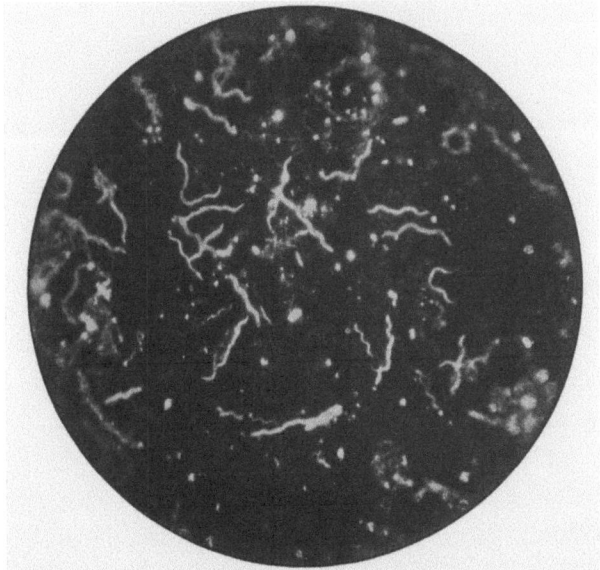

Fig. 2.

Verlag von Julius Springer in Berlin

Verlag von Julius Springer in Berlin.

Die Therapie der Syphilis. Ihre Entwicklung und ihr gegenwärtiger Stand. Von Dr. **Paul Mulzer** in Berlin. Mit einem Vorwort von Geh. Reg.-Rat Professor Dr. P. Uhlenhuth. 1911.
Preis M. 2,80; in Leinwand gebunden M. 3,60.

Die Serodiagnose der Syphilis. Von Dr. **Carl Bruck**, Privatdozent und Oberarzt der DermatologischenUniversitätsklinik in Breslau. 1909.
Preis M. 4,80.

Sekundäre Spät-Syphilis. Von Professor **Alfr. Fournier.** Autorisierte Übersetzung aus dem Französischen von Dr. Bruno Sklarek, Charlottenburg. Mit 5 mehrfarbigen Tafeln. 1909. Preis M. 12,—.

Verhandlungen der Deutschen Dermatologischen Gesellschaft. Neunter Kongreß, gehalten zu Bern, 12.—14. September 1906. Herausgegeben von Professor Dr. **Jadassohn.**
  I. Teil. Mit 7 Tafeln. 1907. Preis M. 10,—.
  II. Teil. Mit 8 Tafeln und 2 Textabbildungen. 1907. Preis M. 10,—.
— Zehnter Kongreß, gehalten zu Frankfurt a. M., 8.—10. Juni 1908. Herausgegeben von Professor Dr. **K. Herxheimer.** Mit 15 Tafeln und 14 Abbildungen im Text. 1908. Preis M. 18,—,
— General-Register. I.—X. Kongreß. 1909. Preis M. 3,—.

Kosmetik. Ein Leitfaden für praktische Ärzte. Von Sanitätsrat Dr. **Edmund Saalfeld** in Berlin. Zweite, verbesserte und vermehrte Auflage. Mit 15 Textfiguren. 1909. In Leinwand gebunden Preis M. 3,60.

Technik der klinischen Blutuntersuchung für Studierende und Ärzte. Von Dr. **A. Pappenheim,** Berlin. 1911.
Preis M. 2,—; in Leinwand gebunden M. 2,60.

Die forensische Blutuntersuchung. Ein Leitfaden für Studierende, beamtete und sachverständige Ärzte und Kriminalisten. Von Dr. **Otto Leers,** Assistent der Königl. Unterrichtsanstalt für Staatsarzneikunde in Berlin. Mit 30 Textfiguren und 3 Tafeln. 1910.
Preis M. 6,—; in Leinwand gebunden M. 6,80.

Taschenbuch zur Untersuchung nervöser und psychischer Krankheiten und krankheitsverdächtiger Zustände. Eine Anleitung für Mediziner und Juristen, insbesondere für beamtete Ärzte. Von Dr. **W. Cimbal,** Nervenarzt und Leitender Arzt der Psychiatrischen Abteilung des Städtischen Krankenhauses zu Altona. 1909.
In Leinwand gebunden Preis M. 3,60.

Zu beziehen durch jede Buchhandlung.

Verlag von Julius Springer in Berlin.

Radiumtherapie. Instrumentarium, Technik, Behandlung von Krebsen, Keloiden, Naevi, Lupus, Pruritus, Neurodermitiden, Ekzemen, Verwendung in der Gynäkologie. Von Dr. **Louis Wickham.** Médecin de Saint-Lazare, Ancien chef de clinique dermatologique de la Faculté de Paris. Lauréat de l'Académie, und Dr. **Degrais,** Chef de Laboratoire à l'hôpital Saint Louis, Lauréat de L'Académie de Médecine. Von der Académie de Médecine de Paris preisgekrönte Arbeit. Vorwort von Professor **Alfred Fournier.** Autorisierte deutsche Ausgabe von Dr. **Max Winkler**-Luzern mit einer Einführung von Professor Dr. **J. Jadassohn**-Bern. Mit 72 Textfiguren und 20 mehrfarbigen Tafeln. 1910.
Preis M. 15,—; in Halbleder gebunden M. 17,40.

Die Röntgentherapie in der Dermatologie. Von Dr. **Frank Schultz,** Privatdozent, Oberarzt der Abteilung für Lichtbehandlung an der Königlichen Universitätspoliklinik für Hautkrankheiten zu Berlin. Mit 130 Textfiguren. 1910. Preis M. 6,—; in Leinwand gebunden M. 7,—.

Der Lupus. Seine Pathologie, Therapie, Prophylaxe. Für den praktischen Gebrauch. Von Professor **Luigi Philippson,** Direktor der Dermatologischen Universitätsklinik zu Palermo. Aus dem italienischen Manuskript übersetzt von Dr. **Fritz Juliusberg.** Mit 14 Figuren auf Tafeln. 1911. Preis M. 2,—; in Leinwand gebunden M. 2,60.

Dermatologische Diagnostik. Anleitung zur klinischen Untersuchung der Hautkrankheiten. Von Prof. Dr. **L. Philippson,** Direktor der Klinik für Hautkrankheiten und Syphilis an der Universität Palermo. Aus dem Italienischen übersetzt von Dr. **Fritz Juliusberg.** 1910.
Preis M. 2,80; in Leinwand gebunden M. 3,60.

Dermatologische Propädeutik. Die entzündlichen Erscheinungen der Haut im Lichte der modernen Pathologie. Sieben Vorlesungen für Ärzte und Studierende. Von Professor Dr. **S. Róna,** Vorstand der Abteilung für Hautkrankheiten des St. Stephanspitals in Budapest. 1909. Preis M. 3,60.

Die Gonorrhöe des Mannes. Ihre Pathologie und Therapie. Von Dr. med. **W. Karo,** Berlin. 1911.
Preis M. 2,80; in Leinwand gebunden M. 3,40.

Therapeutische Monatshefte. Herausgegeben von Proff. DDr. **W. Heubner**-Göttingen, **L. Langstein**-Berlin, **Erich Meyer**-Straßburg.
Die Zeitschrift bringt neben kritisch ausgewählten Originalien in ihrem Referatenteile eine vollständige kritische Besprechung aller wichtigen Publikationen auf dem Gesamtgebiete der Therapie. Jedes Heft enthält ferner unter der Rubrik: **Ergebnisse der Therapie** eine zusammenfassende kritische Übersicht über ein größeres therapeutisches Gebiet. Jährlich Preis M. 12,—.

Zu beziehen durch jede Buchhandlung.

Verlag von Julius Springer in Berlin.

Beiträge zur Pathologie und Therapie der Syphilis. Unter Mitwirkung von Dr. G. Bärmann-Petömbökan (Sumatra), Dr. C. Bruck-Breslau, Dr. Dohi-Tokio, Dr. Kobayashi-Sasheho (Japan), Erich Kuznitzky-Breslau, Dr. R. Pürckhauer-Dresden, Dr. L. Halberstädter-Berlin, Dr. S. von Prowazek-Hamburg, Dr. Schereschewsky-Göttingen und Dr. C. Siebert-Charlottenburg. Herausgegeben von Dr. **Albert Neisser**, ordentlicher Professor an der Universität Breslau, Geheimer Medizinalrat. 1911.
Preis M. 22,—; in Leinwand gebunden M. 24,—.

Die experimentelle Syphilisforschung nach ihrem gegenwärtigen Stande. Von Dr. **A. Neisser**, Geh. Medizinalrat, ord. Professor an der Universität Breslau. 1906. Preis M. 2,40.

Atlas der ätiologischen und experimentellen Syphilisforschung. Mit Unterstützung der Deutschen Dermatologischen Gesellschaft von Professor Dr. **Erich Hoffmann**. Mit 34 lithogr. und photograph. Tafeln und dem Bildnis Fritz Schaudinns. 1908.
In Leinwand gebunden Preis M. 48.—.

Die Ätiologie der Syphilis. Von Dr. **Erich Hoffmann**, Professor, Oberarzt an der Dermatologischen Universitätsklinik zu Berlin. Mit 2 Tafeln. 1906. Preis M. 2,—.

Die experimentelle Chemotherapie der Spirillosen (Syphilis, Rückfallfieber, Hühnerspirillose, Frambösie). Von **Paul Ehrlich** und **S. Hata**. Mit Beiträgen von H. J. Nichols-New York, J. Iversen-St. Petersburg, Bitter-Kairo und Dreyer-Kairo. Mit 27 Textfiguren und 5 Tafeln. 1910. Preis M. 6,—; in Leinwand gebunden M. 7,—.

Einführung in die experimentelle Therapie. Von Dr. **Martin Jacoby**, früher a. o. Professor an der Universität Heidelberg, zurzeit Leiter des Biochemischen Laboratoriums am Krankenhause Moabit, Berlin. Mit 9 Kurven und zahlreichen Tabellen. 1910.
Preis M. 5,—; in Leinwand gebunden M. 5,80.

Mikroskopie und Chemie am Krankenbett. Für Studierende und Ärzte bearbeitet von Prof. Dr. **Hermann Lenhartz**, Direktor des Eppendorfer Krankenhauses in Hamburg. Sechste, wesentlich umgearbeitete Auflage. Mit 92 Textfiguren, 4 Tafeln in Farbendruck und einem Bildnis des Verfassers. 1910.
In Leinwand gebunden Preis M. 9,—.

Die neueren Arzneimittel in der ärztlichen Praxis. Wirkungen und Nebenwirkungen, Indikationen und Dosierung. Vom k. u. k. Militär-Sanitäts-Comité in Wien preisgekrönte Arbeit. Von Dr. **A. Skutetzky**, k. u. k. Regimentsarzt in Mähr.-Weißkirchen. Mit einem Geleitwort von Prof. Dr. J. Nevinny. 1908.
Preis M. 7,—; in Leinwand gebunden M. 8,—.

Zu beziehen durch jede Buchhandlung.

Verlag von Julius Springer in Berlin.

Diätetik innerer Erkrankungen. Zum praktischen Gebrauch für Ärzte und Studierende. Nebst einem Anhang: Die diätetische Küche. Von Prof. Dr. **Th. Brugsch**, Assistent der II. Medizin. Klinik der Universität Berlin. 1911. Preis M. 4,80; in Leinwand gebunden M. 5,60.

Kochlehrbuch und praktisches Kochbuch für Ärzte, Hygieniker, Hausfrauen, Kochschulen. Von Prof. Dr. **Chr. Jürgensen**, Kopenhagen. Mit 31 Figuren auf Tafeln. 1910.
Preis M. 8,—; in Leinwand gebunden M. 9,—.

Diagnose und Therapie der inneren Krankheiten. Ein Handbuch für die tägliche Praxis. Von Dr. **Georg Kühnemann**, Oberstabsarzt a. D., prakt. Arzt in Berlin-Zehlendorf. 1911.
In Leinwand gebunden Preis M. 6,—.

Die Praxis der Hydrotherapie und verwandter Heilmethoden. Ein Lehrbuch für Ärzte und Studierende. Von Dr. **A. Laqueur**, Leitender Arzt der hydrotherapeut. Anstalt am Rudolf-Virchow-Krankenhaus zu Berlin. Mit 57 Textfiguren. 1910.
Preis M. 8,—; in Leinwand gebunden M. 9,—.

Neurasthenie. Eine Skizze. Von Dr. **Otto Veraguth**, Privatdozent an der Universität Zürich. 1910. Preis M. 3,60.

Die Neuralgien der täglichen Praxis. Von Dr. **O. Schellong** in Königsberg i. Pr. 1911. Preis M. 1,80.

Hygienisches Taschenbuch für Medizinal- und Verwaltungsbeante, Ärzte, Techniker und Schulmänner. Von Dr. **Erwin von Esmarch**, Geh. Medizinalrat, o. ö. Professor der Hygiene an der Universität Göttingen. Vierte, vermehrte und verbesserte Auflage. 1908.
In Leinwand gebunden Preis M. 4,—.

Medizinisch-klinische Diagnostik. Lehrbuch der Untersuchungsmethoden innerer Krankheiten für Studierende und Ärzte. Von Prof. Dr. **F. Wesener**, Oberarzt des Städtischen Elisabeth-Krankenhauses zu Aachen. Mit röntgendiagnostischen Beiträgen von Dr. **Sträter** in Aachen, sowie Textabbildungen und 21 farbigen Tafeln. Zweite, umgearbeitete und vermehrte Auflage. 1907.
In Leinwand gebunden Preis M. 18,—.

Zu beziehen durch jede Buchhandlung.

Verlag von Julius Springer in Berlin.

Lehrbuch der Geburtshilfe. Von Dr. **Max Runge**, Geh. Medizinalrat, ord. Professor der Geburtshilfe und Gynäkologie, Direktor der Universitäts-Frauenklinik zu Göttingen. Achte Auflage. Mit 236, darunter zahlreichen mehrfarbigen Textfiguren. 1909.
In Leinwand gebunden Preis M. 15,—.

Lehrbuch der Gynäkologie. Von **Max Runge**. Vierte Auflage, bearbeitet von Prof. Dr. **R. Birnbaum**, Privatdozent an der Universität Göttingen. Mit 211, darunter zahlreichen mehrfarbigen Textfiguren. 1910.
In Leinwand gebunden Preis M. 14,—.

Praktische Kinderheilkunde in 36 Vorlesungen für Studierende und Ärzte. Von Prof. Dr. **Max Kassowitz** in Wien. Mit 44 Abbildungen im Text und auf einer farbigen Tafel. 1910.
Preis M. 18,—; in Leinwand gebunden M. 20,—.

Einführung in die moderne Kinderheilkunde. Für Studierende und Ärzte. Von Prof. Dr. **B. Salge**, Direktor der Universitätsklinik in Göttingen. Zweite, verbesserte Auflage. Mit 15 Textfiguren. 1910.
In Leinwand gebunden Preis M. 9,—.

Die Krankheiten der oberen Luftwege. Aus der Praxis für die Praxis. Von Prof. Dr. **Moritz Schmidt**. Vierte, umgearbeitete Auflage von Prof. Dr. **Edmund Meyer** in Berlin. Mit 180 Textfiguren, 1 Heliogravüre und 5 Tafeln in Farbendruck. 1909.
In Leinwand gebunden Preis M. 22,—.

Lehrbuch der Herzkrankheiten. Von **James Mackenzie**, M. D., M. R. C. P. Autorisierte Übersetzung der zweiten englischen Auflage von Dr. F. Grote in Caux. Mit einem Vorwort von Wilhelm His. Mit 280 Textfiguren. 1910.
Preis M. 15,—; in Leinwand gebunden M. 17,—.

Ergebnisse der Chirurgie und Orthopädie. Herausgegeben von Geh. Med.-Rat Prof. Dr. **E. Payr**, Direktor der Chirurgischen Universitätsklinik in Leipzig, und Geh. Med.-Rat Prof. Dr. **H. Küttner**, Direktor der Chirurgischen Universitätsklinik in Breslau. Jährlich zwei Bände.
Bis zum Herbst 1911 erschienen Band I—III.

Ergebnisse der inneren Medizin und Kinderheilkunde. Herausgegeben von Proff. DDr. **F. Kraus**-Berlin, **O. Minkowski**-Breslau, **Fr. Müller**-München, **H. Sahli**-Bern, **A. Czerny**-Straßburg, **O. Heubner**-Berlin. Redigiert von Proff. DDr. **Th. Brugsch**-Berlin, **A. Langstein**-Berlin, **Erich Meyer**-Straßburg, **A. Schittenhelm**-Erlangen. Jährlich zwei Bände.
Bis zum Herbst 1911 erschienen Band I—VII.

Zu beziehen durch jede Buchhandlung.

Verlag von Julius Springer in Berlin.

Im November 1911 erschien:

Handbuch der Inneren Medizin.

Bearbeitet von

L. **Bach**-Marburg, J. **Baer**-Straßburg, G. **von Bergmann**-Berlin, R. **Bing**-Basel, H. **Curschmann**-Mainz, W. **Falta**-Wien, W. A. **Freund**-Berlin, H. **Gutzmann**-Berlin, C. **Hegler**-Hamburg, K. **Heilbronner**-Utrecht, R. **Heinz**-Erlangen, G. **Jochmann**-Berlin, K. **Kißling**-Hamburg, O. **Kohnstamm**-Königstein, W. **Kotzenberg**-Hamburg, P. **Krause**-Bonn, B. **Krönig**-Freiburg, F. **Külbs**-Berlin, F. **Lommel**-Jena, E. **Meyer**-Berlin, E. **Meyer**-Königsberg, L. **Mohr**-Halle, P. **Morawitz**-Freiburg, Ed. **Müller**-Marburg, F. **Rolly**-Leipzig, R. **Rostoski**-Dresden, M. **Rothmann**-Berlin, C. **Schilling**-Berlin, H. **Schottmüller**-Hamburg, R. **Staehelin**-Basel, E. **Steinitz**-Dresden, J. **Strasburger**-Bonn, F. **Suter**-Basel, F. **Umber**-Altona, R. **von den Velden**-Düsseldorf, O. **Veraguth**-Zürich, H. **Vogt**-Straßburg, F. **Volhard**-Mannheim, K. **Wittmaack**-Jena.

Herausgegeben von

Prof. Dr. L. **Mohr** und Prof. Dr. R. **Staehelin**
Direktor der Medizin. Poliklinik zu Halle (Saale)   Direktor der Medizin. Klinik zu Basel

Erster Band: **Infektionskrankheiten.**

Mit 288 zum Teil farbigen Textabbildungen und 3 Tafeln in Farbendruck.

Preis M. 26,—; in Halbfranz gebunden M. 28,50.

Preis des vollständigen Werkes in 6 Bänden etwa M. 150,—.

Inhaltsübersicht des I. Bandes:

A. **Allgemeiner Teil.** (Rostoski).

B. **Spezieller Teil.**

Akute Exantheme. (Rolly).
Keuchhusten. — **Influenza.** — **Febris herpetica.** — **Parotitis epidemica.** — **Diphtherie.** — **Tetanus.** — **Typhus exanthematicus.** — **Cholera asiatica.** (Krause).
Dysenterie. (Jochmann).
Die typhösen Erkrankungen. (Schottmüller).
Septische Erkrankungen. — **Erysipel.** — **Der akute Gelenkrheumatismus.** — **Meningitis cerebrospinalis epidemica.** (Jochmann).
Die epidemische Kinderlähmung. (Müller).
Die akute Miliartuberkulose. (Steinitz und Rostoski).
Lepra. (Krause). — **Pest.** (Jochmann).
Maltafieber. — **Protozoenkrankheiten.** — **Gelbfieber.** — **Denguefieber.** — **Beriberi.** (Schilling).
Zoonosen. (Lommel). — **Autorenregister.** — **Sachregister.**

Auf die weiteren Bände des Werkes ist der Stoff folgendermaßen verteilt:
2. Bd. Erkrankungen der Respirations- und Zirkulationsorgane und des Mediastinums, Erkrankungen der oberen Atemwege, Funktionsstörungen der Stimme und Sprache.
3. Bd. Erkrankungen der Verdauungsorgane und Nieren.
4. Bd. Erkrankungen der abführenden Harnwege und Genitalien, der Drüsen mit innerer Sekretion, Stoffwechsel- und Konstitutionsstörungen, Erkrankungen der blutbildenden Organe, der Bewegungsorgane, Vergiftungen, Erkrankungen durch physikalische Einflüsse (Luftdruck, Hitze, Elektrizität, Röntgenstrahlen, Radium).
5. Bd. Erkrankungen des Nervensystems.
6. Bd. Grenzgebiete (Chirurgie, Gynäkologie, Ophthalmologie, Otiatrie).

MIX
Papier aus verantwortungsvollen Quellen
Paper from responsible sources
FSC® C105338

If you have any concerns about our products,
you can contact us on
ProductSafety@springernature.com

In case Publisher is established outside the EU,
the EU authorized representative is:
**Springer Nature Customer Service Center GmbH
Europaplatz 3, 69115 Heidelberg, Germany**

Printed by Libri Plureos GmbH
in Hamburg, Germany